◎燕京医学流派传承系列丛书◎

许公岩临证心法

主　编　王玉光　佟秀民

全国百佳图书出版单位
中国中医药出版社
·北　京·

图书在版编目（CIP）数据

许公岩临证心法 / 王玉光 , 佟秀民主编 . -- 北京：中国中医药出版社 , 2024.3

（燕京医学流派传承系列丛书）

ISBN 978-7-5132-8582-7

Ⅰ . ①许… Ⅱ . ①王… ②佟… Ⅲ . ①中医临床—经验—中国—现代 Ⅳ . ① R249.7

中国国家版本馆 CIP 数据核字 (2023) 第 231799 号

中国中医药出版社出版

北京经济技术开发区科创十三街 31 号院二区 8 号楼

邮政编码 100176

传真 010-64405721

保定市西城胶印有限公司印刷

各地新华书店经销

开本 880×1230 1/32 印张 5 彩插 0.25 字数 118 千字

2024 年 3 月第 1 版 2024 年 3 月第 1 次印刷

书号 ISBN 978 – 7 – 5132 – 8582– 7

定价 29.00 元

网址 www.cptcm.com

服 务 热 线 010-64405510

购 书 热 线 010-89535836

维 权 打 假 010-64405753

微信服务号 zgzyycbs

微商城网址 https://kdt.im/LIdUGr

官 方 微 博 http://e.weibo.com/cptcm

天猫旗舰店网址 https://zgzyycbs.tmall.com

如有印装质量问题请与本社出版部联系（010-64405510）

《燕京医学流派传承系列丛书》
编委会

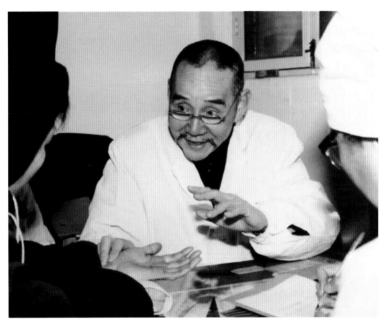

许公岩（1903—1994）

北京市中医医院门诊处方笺 《下次看病请带此方》取药号___

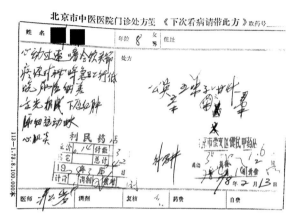

许公岩先生处方 1

北京市中医医院门诊处方笺 《下次看病請带此方》取药号___

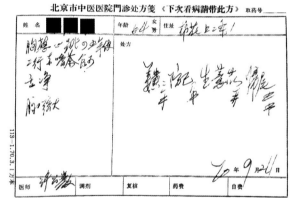

许公岩先生处方 2

北京市中医医院门诊处方笺 《下次看病请带此方》取药号___

姓名 ■■■ 年龄 5 3 女男 住址___

食在呕吐和大便稀溏
後二行　大黄剂
舌微红苔黄滑　
脈沉後左弱
由此证，湿阻
主法：温降

井黄連 大腹皮 干姜 附子
18g 15g 45g 30g
多燥 99

79年 8月5日

医师 许公岩　调剂　复核　药费　自费

许公岩先生处方 3

序 言

　　"燕京医学流派"是以北京地区中医名家为主体融合而成的地域性中医学术流派，尤其是清代以后，明显的表现为以京城四大名医及其传承人的学术经验为核心，以宫廷医学为基础，以家族传承、学院教育、师承教育相结合为特点，以中医为体、西医为用的中西医结合特色。研究、挖掘、整理燕京医家的学术思想对于促进中医药事业的发展，造福人类具有重要意义。

　　"燕京医学流派"上溯金代，下迄当代，历史跨度800余年。在相当长的历史时期内，燕京医学既形成了鲜明的地域特色，又不断吸纳融汇外地医学创新发展。燕京大地，人杰地灵，名医辈出，他们不仅医术精湛、医德高尚，深得患者信赖，且能广收门徒，著书立说，造就了一大批中医杰出人才。燕京地区的医学流派主要有为皇室及其贵族看病的御医派、传统师承家传模式下形成的师承派、院校教育培养出来的学院派。随着社会的发展和时代的变迁，当今"燕京医学流派"逐步向中西医汇通方向发展，各学术流派的传人大都是熟知现代医学理论的中医大家。

　　尽管有众多前辈对燕京医学的某一分支做了大量的研究，但是业界对于燕京医学学术特色、代表性医家医著的研究尚缺乏统一性和全局性的共识，对于各流派代表性传承人及传承谱系的梳理也不够全面系统。随着在世的老中医越来越少，关于传承的第一手资料逐渐消失殆尽，对于老专家学术资源的挖掘整理显得尤为紧迫，属于抢救性保护工作。

2019年，在北京市中医管理局的大力支持下，"燕京流派传承研究项目"立项，由首都医科大学附属北京中医医院具体组织实施。医院领导非常重视该项目，专门成立了"燕京流派创新性传承拳头工程"工作组，由刘清泉院长担任组长、刘东国副院长任副组长，项目办公室设在北京中医医院医务处。同年，医院进行分项目遴选，对入选的分项目展开了专业、专家、专著、技术和药物的研究。同时，医院统一组织各分项目对全国著名中医学术流派进行了实体考察，经过数次会议论证，各分项目逐步形成了研究燕京医学学术流派的思路和方法，燕京医学系列丛书书目申报也相应完成。各燕京医学学术流派研究小组开展了文献检索、实地调查、专家采访、资料整理等工作，在尊重历史、务求真实的基础上对燕京医学的学术特色进行了深度挖掘。

经过一年多的辛勤劳动，凝聚众多编者心血的《燕京医学流派传承系列丛书》终于要与读者见面了。总体上来说，本套丛书具有以下特点：

一、丛书由一整套书籍组成，各分册既可以独立成册，又具有内在关联性。丛书分册由北京中医医院各专科主任负责牵头编写，代表了本专科的最新研究成果和燕京医学的学术特色。

二、丛书资料务求真实。由于时间仓促，在时间维度上，研究范围不能够完全涵盖每个历史时期，尤其是金元以前燕京地区医学的发展情况还有待继续深入研究。

三、丛书内容力求公正。各流派谱系梳理过程中，尽量收集多方资料，保证真实准确，避免闭门造车和门户之见。

四、丛书中借鉴了很多前辈及同行的优秀研究成果，具有兼容并蓄的特点。

本套丛书的编写得到了北京市中医管理局、北京中医药大学、中国中医药出版社等相关单位及领导、专家的大力支持，同时借鉴了很多前辈的研究成果，在此一并表示感谢。由于丛书编写时间紧、任务重，编者都是临床一线医务人员，仓促之中难免瑕疵，敬请同行批评指正。

北京中医医院燕京医学学术流派研究办公室

2021 年 10 月

编写说明

　　首都医科大学附属北京中医医院呼吸科始建于1957年，为国内最早建立的中医专科，近70年来涌现出许公岩、曹希平、巫君玉、林杰豪等国家级名老中医，科室研制的感冒清热冲剂、清肺丸、止嗽化痰定喘丸、养阴益气合剂、金花清感颗粒、温阳化痰止咳贴等在中医界享有盛誉。

　　许公岩先生为首批全国老中医药专家学术经验继承工作指导老师，毕生从事临床70余年，辨证论治、审症求因是其一生奉行的准则。他自学成才，博采众长，师古而不泥古。临床中注重舌苔、脉象，在纷繁复杂的见证中，能直中病机，常常组方奇妙而精准。擅长治疗内科、妇科、儿科疑难杂病，对于治疗湿证、郁证、眩晕、低热、口腔溃疡、面神经麻痹、脾胃病等，经验丰富，每遇危难重症，常有药到病除之神效。更精于呼吸系统疾病的诊治，总结出一套系统、完善、行之有效的针对咳、痰、喘辨证论治经验，至今仍指导着北京中医医院呼吸科的临床实践工作。

　　许公岩先生一生尊经重道，重视经典，晚年也手不释卷，对医经有精深造诣，处方遣药以医圣张仲景为主，临床精于痰饮水湿的辨证论治，并提出理脾法则、推化痰湿等治法，创立苍麻丸、胡连汤等方，善于应用苍术、麻黄、干姜、甘草、胡黄连、莱菔子等药物。其治病立法独特，组方奇妙，其用药少而精，疗效卓著，故被尊称为"医林怪杰"。

名老中医的经验传承，绝非只是方药的传承，而在于其临床经验、一方一药背后所蕴含的辨证论治体系，即临床思辨体系的传承、临床思维的传承。本书的编写意在总结并传承许公岩先生临证心法，对青年医师的中医临床思维培养起到积极作用。

王玉光　佟秀民

2024 年 2 月

目 录 ～

许公岩先生简介 ·· 1

学术思想大要 ·· 3

经验集萃 ··· 11

治疗咳痰喘证经验 ································· 12

咳痰喘证发病机理 ································· 17

辨湿痰中阻之主证 ································· 19

呼吸疾病必调升降 ································· 20

水液代谢以脾为枢 ································· 21

痰湿重视苍麻配伍 ································· 23

痰湿每为祟，苍麻乃良方 ····················· 25

老年病属虚要扶正 ································· 28

方药体悟 ··· 33

临床方药特点 ····································· 34

药物的代用问题 ··································· 39

干姜的应用 ·· 41

甘草应用之新评价 ……………………………………… 46

胡连汤之应用体会 ……………………………………… 50

金匮泽泻汤治眩晕 ……………………………………… 52

专病论治 ……………………………………………… 53

低热辨证与诊治经验 …………………………………… 54

治疗慢性阻塞性肺疾病的学术思想和

临证经验 ……………………………………… 61

运用推化痰湿法治疗慢性气管炎经验 ………………… 81

治疗胃肠溃疡病的临证经验 …………………………… 85

治疗颜面神经麻痹的经验 ……………………………… 89

治疗慢性复发性口腔溃疡的经验 ……………………… 93

验案精选 ……………………………………………… 103

治愈持续高热病一例 …………………………………… 104

化湿清热法治愈季节性高热六例 ……………………… 106

辨治咳痰喘举隅 ………………………………………… 111

治疗肺心病验案举隅 …………………………………… 118

治疗肺胀验案二则 ……………………………………… 122

温中化湿法治愈食管憩室一例 ………………………… 126

参附汤治愈腰痛一例 …………………………………… 128

温中导降祛邪通络治愈湿痹一例 ……………………… 130

治疗半身不遂一例 ……………………………………… 132

温阳化湿法治愈石淋一例　·················· 134

治疗尿血验案一例　··················· 136

推化湿浊法治疗口疮　·················· 137

温阳化痰法医案　··················· 140

其他　······················· 141

附　录　························· 143

北京市中医管理局举行许公岩等三位教授

　　行医五十年纪念会　·············· 144

甲子记忆：我的爷爷许公岩　············· 146

参考文献　······················ 150

许公岩先生简介

许公岩（1903—1994），首批全国老中医药专家学术经验继承工作指导老师，行医70余年。许公岩1903年3月出生于河南省开封市，1922年毕业于河南省立第一高中，毕业后被分配在开封市图书馆工作。许公岩利用这一有利条件，凭借顽强的毅力，刻苦攻读中医经典著作等历代医著。后经考试合格被录取为中医师，曾先后在开封、洛阳、西安等地行医。1948年来京行医，1952年应聘到北京中医进修学校任教，1956年到北京中医医院工作，任内科主任医师。20世纪60年代于北京中医医院内科创立呼吸治疗组，是新中国成立后率先在国内中医院成立的呼吸专业。1981年许公岩被确定为北京市名老中医学术经验重点继承对象，1990年被确定为全国老中医药专家学术经验继承工作指导老师。

许公岩除担任临床工作外，还在北京中医学院任教，讲授中医基础及经典著作等课程，在临床和教学中都培养了大批的人才。他在70余年的临床、科研和教学过程中，边实践边钻研，将中医经典理论与自己的临床经验融会贯通，对治疗内科杂病，尤其是呼吸系统及消化系统疾病积累了丰富的经验，有独到见解，形成了自己独特的治疗体系和思路。

许公岩过世前立嘱捐献自己的个人财产，用于鼓励中青年医师从事中医临床研究工作，医院根据他的遗愿，于1995年合并夏寿人老中医的遗赠建立了"许公岩、夏寿人中青年奖励基金"。

学术思想大要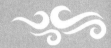

　　许公岩先生，河南省开封市人，生于1903年。他自幼酷爱中医，对中医学有着浓厚的兴趣。在半殖民地半封建社会的旧中国，他立志做一名中医医生拯救劳苦大众于水深火热之中。然而他既无家传又无师承，硬是凭着顽强的毅力和不屈不挠的进取精神刻苦自学，从熟读《内》《难》和仲景书籍入手，一步步走进中医学伟大的宝库之中。

　　在长期的医学生涯中，他孜孜不倦、潜心钻研，无论是严冬还是酷暑，每日总要读书四五个小时，从未中断。许老称中医学犹如浩瀚的大海，无边无涯，要想充分地了解它、掌握它，不广学博览是不行的。

　　在行医的前40年中他甚至从未睡过午觉，把午休时间也用来阅读医书，每日手不释卷，特别是对仲景的《金匮要略》《伤寒论》更是反复钻研，并常讲："中医经典著作总是常读常新，每次读后都有新的体会。"正是由于博览医林群书，他积累了丰富的理论知识，为日常的临床实践打下了深厚的理论基础。学以致用是许老一生奉行的准则。对辨证论治、选药立方，他十分注重实践，讲求疗效，并有不少独创见解，积累了极为丰富的临床经验，并逐步发展形成了自己的独特风格。

他突出辨证论治,注重舌脉变化,能在纷繁复杂的见症中审症求因,探明病机病理、确定治疗大法。他熟谙药性,深明配伍,对药物的协同功效更是了如指掌,运用自如。所以他立法独特,组方奇妙,味数不多而选药精当。在理法方药上达到了炉火纯青的境地,形成了"处方简而用量大"的独特风格。用许老的话说就是"方不在大而在其精、药不在贵而在其效"。所以他的处方始终体现了他所一贯倡导的简、便、廉、效的原则。

在长达70年的医学生涯中,他一天也未脱离临床实践,这为他不断积累和丰富临床经验创造了良好的条件。他精于呼吸系统疾病,对咳、痰、喘等病有着丰富的治疗经验。他擅长内科杂病及妇、儿等科疑难病证的诊治,通过大量的临床观察,在呼吸系统疾病、口腔溃疡、颜面神经麻痹、低热、湿痹、郁证等病的辨治方面均有不少独到的见解。

1. 辨证施治,审症求因是许公岩先生学术思想的精髓

四诊辨证是中医治病的基础,然而要想做到辨证精辟、论治合理并非一件易事。许老在长期的临床实践中,始终把四诊辨证放在首要位置。他长期观察、潜心研究舌脉方面的异常变化与疾病的有机联系。在认真总结前人二十八脉的基础上发现了久服抑制药物而呈现的"模糊脉",心气不足而呈现的"动脉",肝气郁滞长久而呈现的沉滞不起的脉等。在舌象方面发现了纵裂舌、横裂舌、龟裂舌的病机病理,揭示了舌象与机体各系统病理改变的关系。如嗜茶者、嗜酒者、嗜饮生冷者舌质及口唇所呈现的特有病理变化。从而大大丰富和完善了四诊的内容。

由于丰富的四诊经验,往往舌脉方面一个微小变化,他均能及时发现而作为指导辨证施治的有力依据，并制订出切实有效的治疗法则，屡屡收到神奇之功效。许老认为四诊辨证同样也是一个去粗取精、去伪存真、由此及彼、由表及里的综合分析过程。他指出，四诊要入微，辨证要精详，只有这样才能做到明察秋毫，切中要害。在辨证施治的过程中，整体观念是他的又一显著特点。他认为，"一病的形成，病因病机无论是简单还是复杂，具体造成的病理影响，本是机体的全面变化。因此在临床具体论治时，就必须从整体出发，永远不忘人体是一个有机联系的整体。一种病或某一个阶段或其中一个症状，甚至在整个疾病发展过程中的病情变化，所影响的病机病理更是多方面的。不了解这一点，论治则只是主观愿望，就不能切合客观实际"。

他把人看成一个有机的整体、绝不被局部的表面现象所迷惑，确定治疗大法往往不只是考虑患者的局部症状，更不把改善症状作为治疗的目的，而把调整机体的脏腑机能作为治疗的法则。因此他开出的处方往往不能被一般医生所理解，故而有"医林怪杰"之雅称。所以我们研究许老的学术思想，就不能不把注重辨证、审症求因、整体观念的原则作为一项重要的研究内容去加以整理和继承。

2. 简化方药，合理配伍是许公岩先生学术思想的重要组成部分

理法方药是中医治病的具体手段。然而理法是否正确、方药是否合理却直接决定治疗效果。许老在长期的临床实践中潜心研究药物性味，精心筛选比较、认真观察并总结出各类药物的独特功效，不断提高用药技巧。通过多年实践，他总结出苍术、麻黄、甘草、蒲公英、胡黄连、莱菔子、乌附片、诃子肉、肉苁蓉、仙茅、淫羊藿、五倍子等药物的独特功效及药物间的配比关系，用药技巧达到了出神入化的境地。如苍术、麻黄用量比例与功效的关系，胡黄连化降湿浊的独特功效，蒲公英祛血分湿热、解肌清热作用，莱菔子宽中下气、其用量变化及配伍在治疗呼吸道疾病中所发挥的独特功效，诃子肉、甘草之补肺作用，重用甘草的益气功能在气管炎虚证中的运用等，均有丰富的经验总结。

1987年11月他作为中国代表光荣地出席了自然医学国际会议，并发表了"甘草在临床的使用"的学术报告，受到了中外人士的高度重视和一致好评。由于他对药物性能及配伍进行了深层次的研究，积累了丰富的实践经验，故而其方剂大大精简，少则一二味，多则七八味，且配伍巧妙、用量超常，令医界同行叹为观止。

许老一贯反对墨守成方，他认为，病因多变、疾病无定，故应审症求因，对证下药方可药到病除。凡是跟随他学习过的同志都认为他一病一方，方方均新，很少雷同。许老一生简朴，历来反对铺张浪费，在其用药方面也得以充分体现。他主张在理法方药上应遵循"简、便、廉、效"的原则，即处方要简，药物要便（即便于配制），价格要廉，效果要好。在这一原则指导下，以精当的方药、低廉的价格而治愈多年顽疾的患者比比皆是。

3.思想解放，努力进取是许公岩先生学术思想不断发展的动力

许老生于清朝末年，先后经历了三个时代。在一般人看来他势必带有某些因循守旧的保守思想。然而他却思想开明，乐于接受各种新鲜事物。从他学习中医开始就对其中的封建迷信色彩持批判态度。他认为中医是一门完整的科学，对待科学就应抱有实事求是的态度。在学习过程中，他力图用科学的道理来揭示中医治疗的原理，并不断用先进的医学观点来拓宽自己的思路。

早在20世纪40年代，他就用现代生理学和解剖学的观点进行了脉学等理论研究，从血液流动与血管的关系上解释中医的脉象变化，在中西医结合道路上迈出了可喜的步伐。新中国成立后随着西医学的不断发展，他又系统学习了西医学知识。在中医临床工作中，他经常参考西医学的有关内容，在病因和发病机制上有了更深入的了解，对指导中医的临床实践起到了积极的作用。如治疗脊髓侧索硬化症、慢性口腔溃疡、肺心病、喘息性支气管炎、糖尿病等都是在参考了西医学有关内容的基础上，制订出了中医治疗的理想方案，收到了显著效果。在学术研究上他一贯反对浮夸作风，江湖习气，主张脚踏实地、实事求是。

许老一生不追求名利，只把救死扶伤作为自己的天职，体现了他崇高的医德。在90岁高龄时，仍不顾领导和家人的劝说坚持医院门诊。他常说：一想到慕名而来的患者我就坐不住，哪怕一周出一个小时门诊，我的心也踏实些。在从事教学工作时，他始终保持严谨的治学精神，常常为了一句话、一个典故而翻阅大量书籍，直至找到它的出处为止。他认为治学必须具备这样的精神，不然就会误人子弟，贻害无穷。为了搞好教学，他常备课到深夜，甚至教案都是用毛笔正楷写成，并用红笔加了大量注释。在带徒学习和培养研究生的过程中，他从不保守，把自己多年积累的经验全部传授给他们。当看到他们的一点进步，他就从内心感到高兴，甚至回到家里也要告诉家人，与家人分享他的快乐。

1990 年他先后出席了北京市继承老中医经验集体拜师会及全国继承老中医药专家学术经验拜师大会，各收徒一名，为培养中医学的接班人，他又开始了新的耕耘。尽管当时已 88 岁高龄，然而他却人老心不老，仍然考虑着要为祖国的医学事业再做贡献。他后来作"寿诞述怀"诗，充分表达了他的这种感情。他写到：

九旬自认天正午，精神抖擞战征途。

宝刀未老豪气盛，秣兵厉马遣浮居。

功成名就昨日事，恭谦勤奋岂敢疏。

立志再战三十载，敢教顽疾手到除。

经验集萃

治疗咳痰喘证经验

咳痰喘证在西医属呼吸系统疾病，在临床上是一种较难根治的内科杂病。古语常说，"喘无善证"。该病以理论证，掌握为难，说理时不能不按喘证条目来分析，应用时则往往因病情复杂，主次混淆而难以对号入座。而且多是病发突然，情势至急，病者难免病急乱投医，医者又不详细辨证，冒然以病论方，若方证巧合，有时也能定喘于一时，然无效时多，迁延不愈，往往造成终身的不得根除之痛苦。为此，许老根据多年临床实践，摸索出了一套对该顽疾的诊治方法，并从理论上加以详尽阐述。

一、对咳嗽的认识

咳嗽是肺系疾患的主要证候之一，也是中医以主证命名的一个独立疾病。《黄帝内经》对咳嗽有专篇论述，《素问·咳论》指出："五脏六腑皆令人咳，非独肺也。"此后历代医家亦多有专论。明代张景岳将咳嗽明确地分为外感、内伤两大类。外感多由邪气侵袭，肺气受阻而不得宣畅，发为咳嗽。内伤则多为肺气虚弱，宣降失权，脾失健运，水湿上犯于肺；或痰浊犯肺，肺失宣降，肝火犯肺，灼液成痰；以及肝气郁结化火，气火上冲于肺；或由于其他脏腑有病，传至肺脏而咳嗽发作。正如张景岳所说："咳证虽多，无非肺病。"

许老认为，咳嗽一证是气机失调，肺失宣降而引起的一种表现，其病因多种多样，但因痰引发咳嗽者最为多见。

二、对痰的成因的认识

许老对痰的成因做了具体分析。痰属脏腑功能失调而致的一种病理产物。其原因主要是由于平素饮食不节，或暴饮凉水，嗜茶酒，而损伤脾胃之阳，以致脾胃健运功能降低，不能运化饮食物，使其精微部分输布周身，糟粕部分排出体外，反致水液停积，蕴久成痰。这也就是所谓的"脾虚生湿，湿生痰"之理。综合考虑病因学与病理学之观点，可以说，痰既是一种致病因素，又是一种病理产物。此外，痰饮之生成与肺脾胃三脏气机功能的失调，三焦气滞以致水道不利，水液代谢作用失常等均有直接关系。

三、对痰与肺的认识

如前所述，痰为肺系疾患之产物，与肺关系密切，痰多存在于肺。这可分为两种原因。一是肺脏本身虚弱或是久咳肺伤，感寒即咳或喘，或风寒续伤，痰浊因而滋生，外有风寒之束，内有痰浊之阻，于是清肃受制，故喘发时以痰多为甚。二是脾虚湿停，积蓄中脘，聚久成痰，随冲凌肺。究其脾虚之因，多非先天，而常见素嗜茶酒生冷，积久损伤脾阳，故致水湿停聚，蕴久变痰。在这里，脾虚生痰，凌冲扰肺是咳喘的主要病机。脾虚，肺亦难健。从以上两种类型的分析中我们可以发现，咳喘常为虚实错杂，正虚邪凑的复杂情况，因此其诊治困难，这也是咳痰喘证多见经年不愈，常为顽疾的重要原因之一。

四、对喘的认识

喘即呼吸急促，由气机出纳升降失常所致。气由外界大自然之空气在内与水谷之精微相合而成，用以维持人体活动之需要。也就是《灵枢·刺节真邪》所说的"真气者，所受于天，与谷气并而充身也"。此气正是肺脏通过呼吸顺接而流行于周身的，所以前人将肺看作主气之脏。肺脏的主要功能是给气以流通交换之路，其清肃顺利才能气道畅达。咳喘就是肺失清肃，呼吸通路受阻的表现。

按照中医学理论所述，痰之具体停留部位不同，则发生不同的疾病。痰在心则悸，痰在头则眩，痰在背则冷，痰在胸则痞，痰在肢则痹，痰在腠理则肿，痰在肠则泄，痰在胃则呕，痰在肺则咳喘。许老认定痰喘之成，是痰已在肺。肺受痰浊所壅塞，势必阻碍肺之正常呼吸功能，咳嗽即作。

五、咳痰喘的病因病机

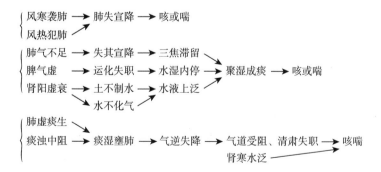

许老强调，我们必须严格掌握患者舌脉的特点和变化，按照致病的因素，结合主证与兼证，反复审因论治，才可获得满

意的疗效。

六、辨证分型及用药

许老诊治咳痰喘证，大致分为 12 个证型，现将证型特点及基本用药简单介绍如下：

1. 湿痰中阻型方药：苍术、麻黄、桔梗、半夏。

2. 痰浊中阻型方药：胡黄连、莱菔子、半夏。

3. 湿痰阻痹型方药：薤白、云茯苓、葶苈子、泽泻。

4. 痰浊阻痹型方药：瓜蒌、薤白、莱菔子、当归、胡黄连。

5. 脾肺两虚型方药：干姜、甘草。

6. 脾肾阳虚型方药：乌附片、党参、云茯苓、干姜。

7. 心脾两虚型方药：五味子、甘草、云茯苓。

8. 久咳肺伤型方药：诃子、百合、甘草。

9. 脾虚肝郁犯肺型方药：柴胡、枳壳、生白芍、甘草。

10. 阴虚肺燥型方药：诃子、甘草、玄参、麦冬、百合。

11. 风寒型方药：苍术、麻黄、桔梗。

12. 风热型方药：蒲公英、连翘、生大黄。

此前四型均以邪实为主，属痰浊作祟，然其痰是正虚之病理发展过程中的产物，故临证时亦应兼顾其虚的一面，因邪实壅肺阻气是其咳喘之根源，故治疗应按实邪予以宣降求通，通则畅，畅则喘平。治法主以燥湿宣肺，推化湿浊而解痹。由于其发病因素重点在于痰，虽然咳喘可暂时缓解，然凌冲中阻之病机不去，遇风寒或其他因素，则咳喘可反复发作而不易根除。

如前所述，痰之生成与脾虚运迟、停湿阻中有关，而素嗜茶酒生冷是湿邪伤人脾阳、脾虚中寒、无力运湿的常见主因。尽管脾虚有先后，痰阻有因果，其凌冲中阻的病理则无二致，如果延久不愈，均必转为脾虚及肾的病理，水衰则脾虚更甚，势必演变成水液上泛的虚寒证。针对于此，许老多采用健脾补肺也就是培土生金法，以防止疾病的进一步恶化。在疾病的该阶段，治疗的关键在于使痰无滋生之地。如属于脾肾之虚者，特点是咳喘时发时止，或逢季节必发。由于痰浊不断续生，咳喘易复发而难根除。

　　许老认为，此类咳痰喘证之发病其标在肺，其本在脾肾，急则治标平其喘，缓则治本培其脾肾。理清了咳痰喘证的发病机理之后，根据上述基本原则，在临床上可结合患者病情的具体情况而灵活加减施用。

咳痰喘证发病机理

理脾法是治疗咳痰喘证主要的法则，无论在咳痰、痰喘，或者说咳痰喘证的早期轻症或病势发展到严重的后期，或在愈后的恢复期的治疗，均离不开理脾大法。因此在谈理脾法在咳痰喘临床治疗中的应用时，很重要的一点是要讲一讲咳痰喘证的发病机理。

一、咳痰喘证，关键在痰

痰的产生关键在脾胃之运化功能失常，所谓脾为生痰之源。痰来自于饮，饮又来自于食水之不调。不论嗜好偏食还是暴饮，当人体中的水液代谢发生障碍时，即水的入量超过其运化水液的能力时，即聚水成饮，渐变成痰。实际水、湿、痰、饮同是一种物质，后三者乃脾胃失其健运的产物，可是水湿痰饮聚成后又必困在脾，使之更不能运化。痰为"疒"与"炎"的组合字，这与西医学之称为呼吸道发生的炎症产生的炎性分泌物的机理相吻合。

当痰饮产生之后，呼吸道有痰液，肺功能强者必发生咳嗽动作，以排除之。咳嗽动作是正常的病理反应。但如果肺功能失健的同时，痰之产生又多，则气道被阻塞，使呼吸气机不利，甚则作喘。因此治疗咳痰喘时，关键在于治痰，治痰又首先是恢复脾胃之运化功能，运化复则痰即无从产生，痰除则咳喘自愈。

这里不能不附带讲一下，肺主通调水道。当然肺的宣降功能也与咳痰喘证有密切的病理变化关系，因为肺主气。

二、水饮之形成，是由于脾胃中阳先伤

伤及脾胃之阳气，才能使水液的运化发生障碍。虽说一般临床提示都是先伤及胃，后才及脾，那是由轻到重、由浅入深的病理规律。

形寒饮冷则伤肺，当然伤就失其宣降，积饮成痰。但是饮冷伤肺的途径，还是先伤及中阳，中阳受伤就虚，因而形成了水液代谢的障碍。

常追溯患者伤胃阳、伤脾、伤中阳之来源，多半是从饮冷引起。例如久嗜茶、酒，暴饮冷水，嗜好冰凉饮食，嗜食生冷瓜果凉菜及冷餐等，均能形成。但个别亦有体质素弱、脾胃阳气素微而中阳不足者。

中阳不振之病理状况既已形成，则有以下病机变化之可能：脾胃因中阳不振而运化失职，食水难化而发生中阻。中阻形成之后，由于影响脾升肺降之气机，水湿有上冲于肺者，亦治以理脾之法，使其温养脾胃而和中，解除中阻，水湿下趋，肺气自然肃降。

许老认为还是从临床实例中来分析辨认，讲明理脾化痰法则的多种方式及手段，以及药物的选择、配伍，更重要的是病理机制的变化，才能通透理脾法则具体在临床上的运用及其在治疗咳喘病的各阶段中之重要性。

辨湿痰中阻之主证

根据许老经验，湿痰中阻型的主证：咳嗽，痰白量多，或痰量较多，素嗜茶酒，舌苔白腻或湿腻，脉滑或沉滑或弦。以上咳痰、舌苔、脉象中各见一条，本型即可成立。从表面上看，这是有限的几条原则。但仔细体察，却感到其内涵丰富，灵活多变。这是许老实践经验的规范化表现。

许老重视脾胃的运化功能，认为咳、痰、喘的关键在于痰，而痰的产生原因又在于脾胃之运化功能失常，即所谓"脾为生痰之源"的道理。所以前哲有"见痰休治痰"之说。脾属土而居中州，有运化水湿之功，能通达上下，为水谷精微的升降运行之枢纽。所以暴饮暴食，过食生冷或素嗜饮酒等均能伤及脾胃，脾气虚弱，运化升降失常则水湿精微不能排泄吸收，蕴而成痰。同时饮水量超过脾之运化能力时，也会聚水成饮，饮蕴也可成痰。

所以在临床问诊时，许老强调必问患者嗜好，并要求患者少饮水或不饮水，是有其深奥的道理的。许老治疗咳、痰、喘时注重健脾化痰，使痰无滋生之地，切断痰之来源，以求根除病患。根据其"治痰先理脾"的治疗大法，临床中之痰湿中阻型，痰浊中阻型，湿痰阻痹型及湿痰、痰浊混合型的理法方药，均突出燥湿健脾，应用苍麻丸、胡连汤、泽泻汤、薤白散、芒硝汤等，均以理脾胃为重点所在。

呼吸疾病必调升降

许老不仅擅治湿证，更是创造性地将升降理论应用于呼吸疾病的治疗，并取得卓越疗效。许老认为，五脏皆有升降，而以脾胃的作用最为突出。脾胃是气机升降的枢纽，具有掌控心肺之阳降和肝肾之阴升的重要作用。只有脾胃升降功能正常，才能维持机体其他脏腑的正常运行。若脾胃升降功能异常，则会出现胃气不降，精气不能上归于肺，于是肺气不降，咳喘便因此而生。故治疗咳喘的关键是调整气机的升降，恢复脾胃的正常状态，从而使肺恢复宣发肃降之功能，则咳喘即止。

由于外受风寒侵袭，内受痰湿中阻，均可影响肺气之宣、脾胃之降，故临床在调理升降中常须结合疏风解表、化痰宣肺等法而进行。许老在临床实践中创立宽中化降法，推降痰浊法，宣降肺气、升运脾阳法，在祛邪的同时注重恢复人体正常生理机能。

咳喘病的根除，关键在于恢复肺脾升降之气机，许老在临床治疗中牢牢把握这一点，无论在咳喘的初期还是恢复期，都会一再叮嘱患者勿贪凉饮冷，以免损伤中阳，阻碍脾胃之升和肺气之降，从而保证升降运化无阻，从根本上杜绝咳喘的发展。

水液代谢以脾为枢

许老根据《素问·经脉别论》所载对人体水液代谢的理论，指出人体正常代谢、水谷纳入按顺序从脾胃运化，脾为胃行其津液，以荣养周身，然而必借肺之调节，肾之温煦，三焦之气化，分别化作气血津液，而后各归其所，或变汁，或变溺，或化为浊气而排泄。

因此，调节体内水液平衡，主要由肺、脾、肾、三焦、膀胱之气化共同完成，其中又以脾、肺、肾三脏起关键作用。三脏健旺，水液代谢正常，饮入之水液得以输转，津液四布，不留不聚，病无以生。

病理之产生是气化过程中发生障碍。许老强调"正气内存，邪不可干"。所谓内因是变化的依据，正虚来源于禀赋素弱，脏腑久亏，加之饮食不节，嗜冷暴饮，素嗜茶酒寒中，才能伤及脾阳，脾失健运，聚而成邪，阻遏气机，三焦气化失常，水湿充斥，瘀积发生肿满，并变化多端，终致水湿积聚，产生纷繁复杂的证候。

许老又指出水液代谢在诸脏中尤以脾为重点。脾之运恶湿，依《素问·太阴阳明论》"四肢皆禀气于胃，而不得至经，必困于脾，乃得禀也"，即脾主运，又主化，若脾病而不能为胃行其津液，四肢不得禀水谷之气，气日益衰，脉道不利，筋骨肌肉皆无气以生。因此，这一运化过程，关键在脾，然病之起始，水液一时停聚，若不急于疏导，即能发生多种病变。因此，理脾在调节水液代谢中有十分重要的意义。其病理变化如脾失健运，水液不化，气机阻遏，导致三焦气化失常，又因脾之运化必借助肺、肾之调节温煦，因此在治疗时，适当辅以调治肺肾亦是一个不可忽视的环节。这些理论和治则，在他对咳痰喘证的论治中可得到充分体现和证实。

痰湿重视苍麻配伍

许老对于湿证的治疗有独到的认识，认为慢性咳喘病患者均有湿邪为患。许老在多年临床实践中深有体会，治湿虽有除湿、化湿、散湿、燥湿、渗湿、利湿等不同治法，但却有不少病例湿去复聚，缠绵难愈。究其原因，关键在于湿邪为患易遏阻气机，使脾的运化及肺的宣肃功能减弱，且湿邪有黏腻、不易速去的特点。如果处方用药注重加强健脾宣肺的气化功能，就可达到湿去正复的目的。许老经过反复探索，深刻体会到选用药物苍术、麻黄效果最为理想。

其所创苍麻丸来源于《金匮要略》："湿家身烦疼，可与麻黄加术汤发其汗为宜……"经文中所指麻黄加术汤是寒湿与表里之湿同治的理想方剂。然而许老经过多年反复实践，认识到选用苍术配麻黄治疗脾虚湿困之证效果更理想。苍术以其辛温之气燥湿健脾，使脾气散精上归于肺，麻黄辛温有发汗、利尿、宣通肺气、通调下输之功，两药相合，既可除湿，又可恢复脾肺升降功能，使水液运化得以正常。

其常用苍术配麻黄治疗慢性气管炎痰湿中阻及痰湿蕴肺两型，加莱菔子、桔梗、瓜蒌、半夏、胡黄连以宽中化降湿痰，以复脾肺之升降，效果常令人满意。另外，苍术、麻黄与不同药物配伍，可治疗不同部位之湿邪。如湿邪偏重在表在头部多配以白芷、藁本；湿入筋骨多配以木瓜、茯苓；湿邪蕴肺多配以干姜、甘草；湿邪中阻多配以莱菔子、生姜；湿在胃肠多配以胡黄连、莱菔子；湿在脾胃多配以吴茱萸、干姜；湿在肾多用附子、干姜、泽泻；湿在膀胱则加木通、泽泻；湿邪在表多配以白芥子、木防己等。根据四诊辨证，灵活化裁，随证加减，可广泛用于因湿邪引起的一系列临床湿证。

多年来，许老对积湿为病恒以苍术、麻黄两药为伍，再根据具体变异随证加减，灵活运用，得心应手，疗效显著。不仅如此，其通过长期观察，发现两药用量配伍不同，其产生的治疗作用亦有所不同。比如两药等量使用时，临床常见能发大汗；苍术倍于麻黄则发小汗；苍术三倍于麻黄常见有利尿之作用；苍术四倍五倍于麻黄，虽无明显之汗利作用，而湿邪则能自化。故多年来恒以两药之汗、利、化作用，广泛用于因湿邪引起的一系列的临床湿证。

另外，根据湿邪所在机体各个部位不同，结合四诊辨证，进行随证加减，灵活运用，疗效显著。此外许老还经常强调的是，治湿之法要像斩草除根使除之务尽，服药时间要稍长一点。同时还应严格纠正患者不良饮食偏好，如戒除嗜饮茶酒或暴食生冷等。否则，疾病迁延就不易根治了。

痰湿每为祟，苍麻乃良方

患者，女，46岁。初诊日期1983年12月26日。

主诉：反复发作咳喘15年，加重4个月。

该患者患慢性支气管炎15年，每年冬季病情加重，春暖稍减，经中西药及单验方治疗无效。近年来病情日益加重，经常咳嗽，痰多白黏，咳甚则兼气短，喘息气急，胸憋痰黏难以咳出，严重影响工作与生活。4个月前受凉后，上症加重。目前胃纳尚可，平素喜嗜凉饮，大便干而不爽，舌暗，苔薄白，脉沉细滑弦，左脉尤甚。

诊为慢性咳嗽之痰湿证，证属寒湿伤脾，脾虚湿困。治宜升脾宣肺，化湿祛痰。

处方：苍术18g，麻黄6g，莱菔子30g，桔梗10g，茯苓10g，前胡15g。

嘱患者服药后如无任何不适，应守上方经常服用，并戒掉嗜茶多饮的习惯。

1984年5月14日探访，患者自述，服上方半个月后症状明显减轻，且便爽渴止，又继续服药1个月后，咳痰、喘憋、气促诸症俱已消除。

患者素有慢性咳喘15年，肺气已伤。肺主皮毛，腠理不固，易受外感，风寒袭表，遂咳嗽不止。久咳必脾虚，加之患者素嗜凉饮，损伤脾阳，致脾运失健，则痰湿内生。治宜升脾宣肺，化湿除痰。

方中以苍术升脾气，使困脾的水湿得行，茯苓助苍术健脾渗湿。麻黄疏风散寒，宣通肺气，将湿邪通调下输，水精各得其所。桔梗开启肺气以祛痰浊，前胡助桔梗宣肺化痰，莱菔子降气化痰。用药后痰消湿化，脾复健运，痰无所生，则咳痰自愈。再经巩固治疗，效果较好，病未复犯。

慢性咳嗽之痰湿证，临床表现为咳嗽痰多、色白黏稀，易于咳出，甚或痰鸣喘促，胸脘痞闷，纳食不佳，肢体困重，面色萎黄甚或浮肿，大便溏泻或黏滞不爽。患者多有嗜好茶酒、贪食生冷或肥甘厚味、饥甚暴食、饮食不节等不良习惯。舌苔白腻，脉象濡滑或缓。

对此类患者，许老认为禀赋虚弱、脾胃失健是其发病的基础，寒湿伤脾、积湿酿痰是其主要病理因素。处方用药应注重加强升脾宣肺的气化功能，使湿去痰消，咳喘速愈。

经过反复探索，许老深切体会到选用苍术、麻黄效果最为理想。因苍术辛苦温，为燥湿健脾之要药，能以其辛温之气味升散宣化水湿，使脾气继续上归于肺，脾健则湿化，因而常以苍术复脾之升作为方药的主体，通过燥湿而祛邪扶正。然而在脾虚积湿之同时，肺亦不能独健，如失其下输之功能，通调受阻则湿必停蓄，故配以辛温能发汗利尿之麻黄以助肺宣达，促其迅复通调，两药协作具有升脾宣肺而化湿之功。通过长期临床观察运用，许老发现两药用量配伍不同，其作用亦有异。

对于痰湿咳嗽证属痰湿中阻者，多配以莱菔子、桔梗，名为苍麻丸，胃脘痞满者常加半夏、瓜蒌，兼湿阻膀胱者则加木通、泽泻等，随证加减，灵活运用。纳呆、腹胀、大便黏滞不爽者，多为积湿黏腻与积食阻滞于肠，必用推化痰湿法，常选加胡黄连、莱菔子、大黄等大力推化。胡黄连具有荡涤胃肠之功能，个别患者初服可能有泻下作用，甚或发生腹痛，但湿除尽则大便自然正常。有腹痛可酌加当归、木香，以和血行气，即可止痛。在用药同时还需注意纠正患者的不良生活嗜好。

老年病属虚要扶正

老年人的机体处于逐渐衰老阶段，一旦罹病，不是气阴亏损，阴阳难以维系，就是正虚不能敌邪，因而出现某一脏腑的功能减弱，最终形成某个系统的病证。老年人在虚衰过程中只要成病，所突出外见的精力之虚，主要先表现于阳与气的不足，重点则属于肺脾肾三脏功能之低下。因而老年人多半首先显示出肺虚气弱，外卫抗邪的能力降低，容易感受风寒。若治疗不当就很容易成为慢性支气管炎，表现为咳、痰、喘等症状。中医理论认为，咳是肺脏祛邪的反应，肺虚才能招邪；脾为生痰之源，脾弱运化迟滞则痰生；咳甚伤气，积渐损肺，稍劳动即气不顺接，而短气喘促；久则肺虚及肾，肾气亏虚，只能静，少动则喘咳难续；病虽涉及三脏，关键总属于阳与气之不足，所以辨治时必须扶助机体的"阳"与"气"以恢复三脏的功能。如单纯肺虚者，症见咳甚痰少，或仅吐少许泡沫，此乃通调无权，则应服补肺镇咳之方，以急复肺气之抗邪能力，并兼以镇咳安肺的措施。方用诃子肉15g以其苦酸涩温之性味敛肺气而镇咳；配以大补肺气之甘草3g方能达到补肺之力；咳则肺阴必伤，佐以甘苦微温之百部20g以润肺保津而止咳。若脾为湿困，以致湿痰黏多，并兼脘闷不饥，根据溺清便溏之脾虚寒湿情况，应予以化湿降痰之治，以急复其脾肺气化的本能，苍术理脾化湿较白术为佳，必用18g之重量才可作为主力；6g小量之麻黄宣肺以接苍术升脾气之力，并可使其不致发汗而重伤肺气；18g之降气宽中化痰之莱菔子，以祛降已成之痰；而以15g益气补中之甘草作培本之用，痰去运复，咳痰自除。

若久咳肺气损伤，脾气亦虚，症见明显的呼吸短促，而咳嗽反少，微劳即喘。则应急以脾肺并补之法，用大剂量之干姜甘草汤，治脾肺虚寒者干姜、甘草各30g，再佐以镇咳敛肺之诃子肉15g，气足咳自能止。如果病延过久，肺虚及肾，症见喘而足跗独肿，这是肺肾大亏，则须改服益气温肾之大力方药以挽回之。首先以大补元气之人参15g，辛温补阳之黑附子30g，配以至甘之甘草60g使其成为辛甘合化生阳之主力，以直复先天微弱之肾阳；并以辛甘强肾之淫羊藿15g以为使，方可稳定此少动即喘咳不续之危重险象。这些方药虽应分别对证而施，更应该结合患者机体素质和特征，在定法的基础上，再予以加减药味，务使其药病适宜。

其次是老年人常见多发的心脏病。心主血脉，乃机体动力所自发。一旦阴血不足，心的功能就失其常态。由于机体对血行自作改善措施，血压因而多同时升高。若素有茶酒之嗜，心为湿浊阻痹，血行也能积渐缓慢，血压即拼命高涨，所有老年人衰老过程中，心脏病与高血压极易合并出现。中医一向认为胸为清阳之府，不能受邪。茶酒嗜久，寒湿留滞不去，胸廓失其空旷，即出现胸闷痛楚症状，这是心脏受压的反应。治宜通其阳而化其湿浊。服以瓜蒌薤白半夏汤以宣舒心气，并着重祛其湿浊。若痹着日久，由气滞波及血行涩滞，就成为定位不移之心绞痛，应改服小半夏加茯苓汤，另加强心益气之党参，味咸性温之生鹿角，以软坚化痰而无伤气之弊。如湿浊蕴积过久，酿成痰浊内阻，胸闷更甚，乃胸痹之重证，仍予瓜蒌薤白半夏汤，须加白芥子30～45g以祛逐胶痰。

三证虽同属湿滞实邪，而具体应分清病邪所在位置。其瘀痹心与脉络者，病在心脏，仅属寒湿痰浊阻痹胸廓者，病在于胸。辨治就须分别对待，切不可一律给予活血化瘀，更勿一方通用，至于方药之具体用量，则应在明辨机理之后而定之。其兼见心气虚弱而形成之心动悸、脉间歇者，必急予养血益气之方，重用五味子酸敛以制动，五味子虽兼五味，如不打碎则只用其皮肉之至酸，重用30g；配以重量之甘草，于大补心脾之中，使与酸合化，更能迅补其阴血。如果气阴得充悸动必除。证见脉动缓怠，食少便溏之心脾阳气并亏者，则需给予四逆汤。以黑附子18g，干姜30g，甘草30g以直复其阳。阳气健则心脾俱得以强。

糖尿病更是老年人之多发病。有些老人虽说尚未显示出明显的"三多"症状，然通过血、尿检查，往往血糖与尿糖的数值已较正常为高。中医名为消渴，是老年人在津血偏亏下造成的。多渴是肺燥，多食是胃热，多尿是肾阴涸竭，俗称三消。"三消"多由于素嗜酒肉肥甘所致，乃高年阴竭疾患。若拖延不复，则可阴损及阳，晚期每多身生疮疖。应该明确，本病关乎津血之由亏转竭，明显表现出枯燥形象，可是久损气亦必伤，结果造成气阴并竭的恶化局面。病是三脏并虚，然具体成病时则有偏损偏伤的分别。

如嗜酒肉年久，就突出胃热之多食。食为热消，愈消愈热，遂成为多食之善饥症状，治宜在清除胃热的基础上兼顾其阴津之将涸，可予以甘寒育阴清热之生石膏15g以存其阴，而配以苦味性寒而含甘味之天冬 15g 以清热润肺；生地黄亦甘苦性寒，主要功能是清热凉血，然其降火的力量大，用 15g 是使其直除胃热；而以甘苦微寒之北沙参 30g 以养肺胃而生津；五倍子味酸咸性寒，是敛阴降火治疗三消的良药，用 3g 与前四味共同达到清热养阴之目的，以治疗胃热多食。

若是素嗜浓茶，肺之气阴长期为苦寒所伤，形成了气化紊乱。愈饮愈渴，终致多饮不解，急应服以大量之生海蛤粉 30g 以其咸寒性味，合 9g 之五倍子，从生津止渴角度作主力；另以人参、诃子肉各 9g 以补肺之气阴，较专门考虑止渴之治为佳。

有些老年人平素体弱，又长期廉于饮食，脾虚及肾，或早年伤肾未复，功能久衰，此乃肾阳大损，中气尤亏，以致变化无权，溺清溺频甚至失禁，服方应以甘温升阳补气之黄芪 45g，以甘淡强心益气之茯苓 30g，辛温回阳之黑附子 30g，另冲服 0.3g 甘咸温之鹿茸粉，使脾肾得以双复。老年患者有时三多并非同时出现，而有所偏重，故辨治时必须侧重对待。从四诊辨出三脏亏损程度，予以恰当方药，才能体现老年医学的特点。

再有就是老年人的便秘问题。根据老年人衰老规律，先是气虚，再血虚，再阴津不足，最后到气阴并虚，阴阳俱竭。脏器方面的表现，初为肺脾肾三脏功能之减弱，继而是心肝肾津血之亏损，终至先后天之脾肾阳衰。不过这些过程虽说是规律所定，只要能充分认识，予以事先防范，可以减缓其到来。应知便秘之病，乍看仅属排便困难，其实与中年人实邪结滞者不同。老年人因身体关系，在气阴损亏的情况下，便秘之所以成为习惯性者，乃脾肺气弱，肺气不降和脾胃阴亏，肠脏枯燥之排便困难，纯属由机体之虚所衍成。肺气不降则胃肠蠕动迟缓，粪便无力下排，治应服以补中益气丸，一日三次，每次服

3g 使其中气徐徐升提。若是已经发展到肝脾阴亏成为肠脏枯燥，便如羊矢，秘结多日不下，有时愈泻愈秘，可服润肠木瓜丸，方中仅将一味陈木瓜研细面，炼蜜为小丸，黄豆大，每晚服 3 ～ 15g。木瓜酸温，乃滋养脾阴之要药，加蜜则滋润之力益显，长期服用，不但排便通畅，而且津血滋荣。慎勿滥采通降常法，概施苦寒，尤忌自服通便成药，以防其再伤气阴，致铸大错。

以上仅就老年人衰老过程中虚亏所致之机体脏腑易发的各种病证做了介绍，虽只列出常见的几种，然却能概括了气虚血虚以及气阴并亏等各方面，辨治时只要以扶正为核心，祛邪作手段，辨证务求其源，保持其阴阳之平衡，也能达到延年益寿、推迟衰老的目的。至于老年人其他杂病的辨治，亦应本此精神作为治疗原则，方不致误事。

方药体悟

临床方药特点

　　许老主张临证必须在辨明医理的基础上，用药精当。他认为方剂之形成，固然是前人治病经验的总结，又历经反复使用证明其特效而成为楷模。我们在使用时，必定在精详辨证下化裁重新组合，使之符合当时具体病情，才能用之贴切而取效。

　　例如：苍术麻黄合用始见于《金匮要略》"麻黄加术汤"，治疗脾虚湿困之证，用苍术能恢复脾之升运，用麻黄使其宣化调降，两药相合可除湿滞，又能恢复脾肺升降水液运化之本能。许老用苍麻治慢性气管炎湿痰中阻及湿痰蕴郁两型，加莱菔子、桔梗、瓜蒌、半夏、胡黄连以宽中化降湿痰，以复脾肺之升降功能。

　　又如《伤寒论》中桂枝汤的运用。许老剖析，桂枝、甘草辛甘化阳，有通阳作用；生白芍、甘草酸甘化阴，前人早有治则范例，来解决阴阳不能平秘的证候。许老认为久病必虚，不能用大方急补，否则易成为脾胃之累，因而用药处置，应先以恢复脾胃之运化为急。前人所提甘酸合化成阴，甘辛合化成阳的治则，均以甘草和中益气。而气阴亏虚者，具体有各脏之偏虚，如久咳为肺阴亏虚，许老选用乌梅配甘草；心阴亏虚，用五味子配甘草；肝阴亏虚者，用生白芍配甘草；脾阴亏者，用木瓜配甘草；若肾阴亏虚，则在补肺同时加用山茱萸，使肺健肾方能安。

至于辛甘化阳的应用，许老认为阳虚动力不足，只有脾、肾两脏之亏虚，则取干姜、附子与甘草配合，由于人体之阳热功能来源于先天之肾，继能充生于后天之脾，故只能从脾肾两脏去补充。干姜、甘草能温中助阳，附子、甘草取温肾、健脾的双重作用。这是从整体出发来恢复生理活力的处置。患者虽久虚，用药少而力专，则切实能达到补阴、补阳的预期效果。这种化裁的用法，是许老运用前人的用药规律从实践中探索出来的。

许老一向遵经重道，对医经的研究有较深的造诣。立方遣药以仲景为准绳。他的方药简练，方小药重，力专效宏，效果卓捷，常常是以小方而治大病，简便廉效，有自身鲜明特色。他在长期的临床实践中，潜心研究中药性味归经，长期筛选比较，认真观察并总结出各类药物的独特功效，并不断在临床实践中提高用药技巧。

通过多年临床诊疗，许老总结出苍术、麻黄、甘草、蒲公英、胡黄连、莱菔子、乌附片、诃子肉、肉苁蓉、仙茅、淫羊藿、五倍子等多种药物的独特功效以及药物间的量效配比关系，其用药技巧达到了随心所欲、出神入化的境地。如苍术、麻黄用量比例与功效的关系；胡黄连化湿降浊的独特功效；蒲公英独有祛血分湿热、解肌清热功用；莱菔子宽中下气，其用量变化及配伍在治疗呼吸道疾患中所发挥的独特功效；诃子肉、甘草之具有补肺作用；重用甘草的益气功能在治疗虚证气管炎中的运用等，均是其长期潜心钻研，认真临床的经验总结。

许老在中药运用方面有很多创新，他对旧有的常规知识，在临床运用中有新的突破。为了进一步掌握药性及在人体内药理的变化，他常尝试服用，以体验其感受，试图在药性、药量上掌握更加确切。如对脾家久积之湿痰用甘遂；对湿痰下结之痰喘用胡黄连，对元阳衰少者用硫黄等。又如升麻之升提，生芪之升补中气，乌附片之回阳作用，桂枝的通阳作用，大黄、芒硝之通降作用等，他从临床实践中反复体会，测定药力，组方严谨，所以疗效极为显著。关于药选方面，他写过《干姜的研究》《甘草在临床使用的新评价》《如何合理使用中药》《几种泄药的临床应用及比较》等。

许老治病处方精，药味少，用量大，这是大家都知道的。同时辨证施治力求简便、廉效，在中医药领域尚称一绝。许老为什么用药简便、药味少、用量大？

就是因为许老辨证准确，开出的处方都是针对主要矛盾的，轻易不多加一味药。如风寒感冒表现为头痛、恶寒、流清涕、全身酸痛等，在治疗上重点为祛风散寒。感冒解了，全身症状也就随之解除了，不必头痛加头痛药，脚痛加脚痛药。又如，因为大便干燥，体虚者或老年、产后等，舌苔少，脉弱的要选用肉苁蓉、芦荟等一类润下药；素饮水量多或嗜茶酒，又见舌苔湿腻等水湿不化的症状时，则选用芒硝通便泄水；若舌苔厚腻或黄腻，脉实而大便干燥或不爽者，选用胡黄连推荡肠胃之湿浊。只要认清病机，辨证准确，选药精当，即可速达临床疗效。

许老还发现，按照临床实际的要求有时感到旧法用药满足不了新的需要。许老针对这种情况，曾对常用药物的性能，通过实践重点再加以研究，并分别单独检验，从中寻出新性能。

如苍术在治疗脾虚湿困时，于祛湿之中又具有升脾功能，加上麻黄肺宣湿化，这不但使湿去，而且脾健湿亦不再停。通过实践，两药分量取其同等，一般各用 10g，即能使其大汗。苍术 18g，麻黄 6g，湿邪可从小便出，则小便加利。苍术 12g，配麻黄 3g，湿邪又能自化。这是通调作用恢复的表现。如此从实践到认识，慢慢就形成了使用的新规律。

久病体衰的患者临床呈现出汗多、气阴亏损的形证，长期服用各种补气补阴方药，病情反而有增无减，问题关键则在于未从根本改变，不深明机理，焉能对证？病由气阴双损，治应从双补方面入手。应知气阴充足，乃五脏安和，水谷消化。方大补急，反成为脾胃之累，不能消化吸收，也难以达到愈病的目的。是以药治必须解决恢复胃纳脾化问题。前人早有酸甘合化成阴，辛甘合化成阳的治则。那是以酸敛阴虚之浮炎，用甘味以直补其中，先解决脾虚的运弱问题，以辛振奋阳衰后的动力之不足，用甘味亦直补其脾气，来解决脾虚中寒难运的病理。

许老曾治一晚期肾虚女患者，并兼干咳潮热，消瘦经闭，不思饮食，舌红绛，脉细数无力。予以诃子肉 12g，生甘草 30g，仿小建中汤，取大量之甘味生甘草，作补中之味，服后首先消除了潮热之浮火，继续服此药月余，后诸症并渐渐痊愈。

许老依各脏本身的特性，凡肺阴亏虚者用诃子肉或乌梅，心阴亏者用五味子，肝阴亏者用生白芍，脾阴亏者用木瓜，肾阴亏者用熟地黄，同属酸药，分别配用甘味生甘草，达到酸甘合化为阴之目的。

如果阳虚，则采用辛甘合化为阳，以补阳热之动力虚亏，具体则有脾肾阳虚之分。由于脾虚不运所形成之阳气虚衰，因而消瘦赢弱，引起的各种久损不复或急病暴伤所致的生机衰微，均须以干姜温脾，佐生甘草以作其合化为阳之力。若先天亏虚，禀赋不足，或后天失调太甚，以致机体阳气大伤，生机颓败，即应以辛热大温之附子佐甘草以直补肾阳。因机体之阳热动能来源于先天之肾和后天之脾，故一旦显示出机体之阳气不足，也只须在脾肾两脏作补充，而不及于其他之脏。

以上所指的合化作用，并非同用能化生出所需之新的阴阳，实际酸甘同用与辛甘同用，乃是以酸甘敛阴虚的浮火，使其不再上虚无制，以辛刺激脾肾衰疲之滞，而以大量生甘草至甘补中，以复中气之大亏。况生甘草补而不腻，且含有大量淀粉和丰富的糖分，使其充补长期不能饮食之亏虚，如此疾病就可改善。由于这样的配伍，所用药味不多，起的作用则是补阴补阳之实际结果，前人即将此种措施名为"合化"而收到预期之效果，且节省药物，减少费用。若以此简单的配合，所收到的疗效较比复方为佳，这又是从实践检验得来的推陈出新的收获。

人参味甘，前人实践证明具有大补元气之功，多年来医者和病家并未因其价昂贵而慎用，反而认为它疗效必高而造成不合理的滥用，即以疾病垂危，灌以人参汤为例，不问病情病系何种，仅从尽人事角度出发，明知很难挽回也要多此一举。如果真是气阴竭绝，病情危险，单予续气，气无以涵，亦难补因，必以甘温补精之鹿茸为配，才能起到挽危起废的作用。若病情尚未险危，早服却不能耐受，常见一般疾病不问虚实寒热，为取悦于病家，每方必带人参，不但给药物造成浪费，而且给病添上不利因素，还能合理吗？

药物的代用问题

中药品类众多，有些是性能接近，但绝不是完全相同，在某一药物紧缺时，如何代用？

比如对中气下陷的病证，如生黄芪短缺时，许老改用味甘气浓之生甘草，作补中益气之功，配以味甘微兼辛苦之升麻，使其生出升提强心和增充动力阳生的作用。许老通过大量的实践，临床上对一切中气下陷病例，尤其是胃下垂久治不愈者，在重用生甘草30～60g的同时佐升麻10g，患者服后自觉症状有明显好转。曾有一例患者坚持服用半年，亦能恢复常态。至于其他杂病者，亦使二药配合，疗效反比单用生黄芪较奶。许老能得此认识，最重要的是必须验诸实践，深切了解两药的性能相同，方取以之为代，若仅从本草书上查找，以为性能相近，任意为代，就非彻底负责了。

以下气宽中之莱菔子为例，其味辛甘，性平，前人认为是入脾肺两经，化痰消积，实际在方中使用，也就是仅限于下气宽中这一范围，因而长期以来，临床既不取重用，更不能对这样非名贵药物加以深切研究。所谓下气宽中的病理与药效，其化痰与消积药理，在病的机理上必是气机郁结于中，致使肝气失调，胃之和降受阻，久则湿留痰蕴，食滞为积，先属气机不畅，积渐又成为实邪之有形。莱菔子为日常食用之品，其下气宽中之性能，渐应用于方药，下气之能确属迅速，对于痰涎壅盛、中阻痞闷者，服后尤能结散气舒。

许老根据这样的药理，将许多方中属于宽中降气的药物，其性能相近的，遂在临床以莱菔子取代观察比较，亦取得了满意的效果，如麻杏石甘汤将杏仁改用为莱菔子，厚朴三物汤将厚朴改用为莱菔子。如此，在临床缺少某种药物时，才能做到心中有数，才能取得满意疗效。

干姜的应用

干姜乃干燥的老生姜，为日常习用的调味品，味大辛，性大热，属温中散寒的有效之品。前人很早就以之为治脾胃虚寒的良药。凡病见食少不运，脘腹冷痛，胃寒吐泻，甚至肢冷脉微，阳气欲脱，或肺气虚寒，咳痰清稀，或气虚中寒，呕吐鲜血，以及风寒湿痹，肢冷疼痛等，举凡阳气不足之由于脾运衰败者，必从大力温中复脾为治。首须采用干姜之辛热守中者为主药，温补脾寒以增其热能，使气健运复，则寒气化而阳气布，肢冷寒痹迅即能解。

仲景对干姜有丰富的使用经验，在《伤寒论》《金匮要略》中用干姜的方剂达72首之多，如大建中汤、小青龙汤、四逆汤等。虽主治各有其适应证，但干姜的使用意图则不出脾气虚寒所致的水停气结。

清代陈修园认为干姜之所以能治各种疾病，是因为干姜温而不烈，辛而不偏，为脏寒要药。他又进一步从病机上说明前人临证中使用干姜的道理，他说：胸中者肺之分也，肺寒则金失下降之性，气壅于胸中而满也，满则气上，所以咳逆上气之证生焉，其主之者，辛散温行也。中者土也，土虚则寒，而此能温之；出血者，以阳虚阴必走，得暖则血自归经也；出汗者，辛温能发散也；逐风湿痹者，治寒邪之留于筋骨也；治肠澼下利者，除寒邪之陷于胃肠也。以上诸治，皆取其雄烈之用。

所谓肺寒气壅，阳虚阴走，寒留筋骨，寒邪陷肠诸般病机，取干姜温脾振阳，振阳之用乃不易之大法。机体气力的强弱，实际就是脾气健运状况的表现。健则气化水行，虚则气结水停，变生的形证虽多，总属中阳失展的唯一病理。应知脾阳不布，全身之阻结必不能只局限于某处，应该是遍及脏腑。临证上具体证候的形成，有在脾、在肺、在气血之不同。更说明脾气的虚寒，乃整体气力不足的问题。

清代黄宫绣指出，用白术而燥湿补脾，用五味则能通肺气而治寒，用当归、白芍能入气而生血。凡因寒邪入内而见脏腑痼蔽，关节不通，经络阻塞，冷痹，寒疠，反胃隔绝者，无不借此以为拯救。总之，病虽脾虚难运，机体的气力微弱不用时，必以干姜之辛温燥烈，大力以为治。

多年来许老自己初步总结在临证使用干姜有四个用途，然皆为温脾复运的同一意图。

一、温脾

凡脾气虚寒所致之食少不适，症见便溏，溺清，肢冷身倦，舌淡，脉微，用干姜30～60g，合甘草60g，生黄芪15g，升麻10g，从温中益气立法，疗效每称满意。

病案1

王某，男，40岁。

现病史：久患溏泻，食纳日减少，脘闷腹鸣，中西止泻药物服用殆遍，症状亦不好转，其舌淡瘦，脉沉细弱。

辨证：中阳衰微。

治法：温脾益气。

处方：干姜 60g，生黄芪 15g，升麻 10g。

服 5 剂食纳增，便虽仍溏，已减为日仅一行，守方连服月余，诸症悉皆痊愈。

二、补肺

久咳气短，痰清稀或白黏，口淡不渴，食少欲吐，食则脘闷，便秘或溏，小便清长，舌淡胖，苔湿腻或薄白欲光，或中根厚腻，脉沉滑细或怠缓。无论是素嗜茶酒，还是有结核病史，凡系脾虚及肺，治应温中者，则宜《金匮要略》甘草干姜汤加味。

病案 2

张某，男，55 岁。

现病史：久患慢性支气管炎、肺气肿，嗜水饮多，并有结核病史，素痰盛，喉间响如拽锯，食纳少，便频坠，身形瘦削，舌暗瘦湿，质少红，脉细滑弦略数。

辨证：脾肺双亏。

治法：健脾益肺。

处方：干姜 30g，生甘草 60g，白芥子 24g。

服 7 剂后诸恙悉减。连续服用半年，逐渐痊愈。

三、强心

心力源于脾气，此前人"脾为后天之本"一语的由来。如此心气减弱或不足而致的胸闷气短，心悸神疲诸症，只要舌淡不红，脉细微或见动，治需强心益气者，亦应以干姜为主。

病案 3

刘某，女，60 岁。

现病史：1973 年突然晕厥，虽移时自醒，唯气短神疲迄不能复，周身浮肿，尤以胸脘痞硬、不得坐卧为苦，不思食纳，强食则必呕出，舌淡暗，苔湿薄腻，脉细滑沉伏不起。西医诊为心力衰竭。

辨证：心脾虚寒。

治法：补益心脾。

处方：乌附片 15g，生薏苡仁 12g，干姜 30g，生甘草 30g。

服药月余后自觉胸闷脘痞消，气机渐畅，食纳复，便爽，独肌肤之肿胀不退，遂于前方加麻黄 3g，3 剂后浮肿全消。

四、止血

前人所谓的脾能统血，即脾气充足能统摄周身血液循常道以运行之义。虽亦可说是血液妄行，但须与血为热迫者进行鉴别，应从兼证，尤其是在舌脉上为之详辨。原于脾气虚寒而见血从上溢者舌多淡，苔湿腻或光，脉细滑稍弦或不弦，脘闷欲呕，便秘或溏尤为必兼的形证，此等溢血就须以温中益气复脾作治疗。

病案 4

彭某，男，58 岁。

现病史：1959 年冬鼻衄如注，持续三昼夜，诸止血药均无效，面色苍黄，舌淡无苔，脉沉细滑。

辨证：脾虚寒湿，迫血离经。

治法：温脾益气。

处方：干姜 15g，生甘草 30g，生黄芪 12g，上油桂块 3g。

服药 1 剂血止，3 剂痊愈。

无论病位在脾、在肺，甚至在心，凡属于正气不足所引起的各种病变而需温中益气者，必主以干姜，然更须以重量之甘草为配，才能显示作用，否则阳未复而躁扰加，就难以控制病情。应知干姜温阳力强，益气不足。病至脾虚，气阳俱皆亏损，双补为此际唯一措施，况辛甘方能合化而为阳，此又必须予以注意者。

甘草应用之新评价

在《伤寒论》《金匮要略》250 多首药方中，就有 120 方用甘草。张仲景立法的本意，仍是温中补脾益气的作用。即《名医别录》所说的主治烦满短气，伤脏咳嗽，止渴，通经脉，利血气，解百药毒等作用，也属于改善中气不足所致的气血失畅的病理。

甘草以其味甘甜而得名，然甘与甜虽与火相近，究竟甘较甜含义为广，"五味之美好者为甘"极言甘味已远远超出甜味之外。《名医别录》谓甘草温中，经诸实践，它所指的温乃温养之义，中即甘味归脾，补益中气之不足，凡病之由于脾虚气弱者均宜用之。

许老结合多年来对甘草在临床使用后的认识，除前人已经肯定的用途以外，具体又有以下几个方面的新使用方法。

一、用于合化

1. 甘酸化阴

阴虚火浮是虚劳病共同的病理，实际属于脾虚失运，饮食即难以为肌肤。《黄帝内经》虽有甘酸合化之法，却未见明确的实例。许老曾在治疗具体阴虚火浮病时，有意单纯使用酸味药物，与大量的生甘草配合，获得了满意的效果。

通过临床反复使用，许老充分体验到，阴虚病理之所以形成，大都是患者长期脾胃虚衰，津血素亏，重用甘草，除以其温中益气之外，最重要的是以其含有大量淀粉和糖分，服后能迅速充填其助化精微的物质，以代替食物，则精微大量生充，阴液即能无缺，再以酸类的药物收敛其上扰之浮火，火降阴充，病即可止。用虽合化，得有分工。

许老针对五脏阴虚不同情况，肝阴虚证见急躁易怒，头痛，眩晕，耳鸣，舌干红，脉细弦数，则用生甘草配生白芍。心阴虚证见烦躁失眠，盗汗，舌红或舌中直裂，脉细数，则用五味子为配。肺阴虚证见咽燥干咳，咯血或失音，舌前光红，脉细数，则用诃子肉或乌梅为配。脾阴虚证见口干唇焦，便秘或溏少，不思饮食，舌干，脉细数则用木瓜为配。肾阴虚证见咽痛，颧红，腰酸潮热，耳鸣耳聋，足痿，眩晕，舌光，脉弦细则用熟地黄为配。另依具体所虚的程度，在两味药用量同等的基础上，视各脏虚的程度，而有单用生甘草从30g渐加至60～90g不等。许老从实践到理论，不但进而明了前人合化的本义，而且又创造出了治疗虚劳的独特治法。

2.甘辛化阳

虚劳久延不复，气衰力惫，脏腑虚寒，恢复则须采用温补。单予辛温药物回阳振阳，虽能改善一时的形证，但难以持久。依甘酸化阴之例，以大补中气之措施，方可阳热与气力并增。前人总结出甘辛化阳的理论，即是由此而来。补气仍用甘草，辛阳之药配伍如下：肾阳虚时，可见肢冷恶寒，腰酸晨泻，遗精阳痿，舌淡苔薄，脉沉迟，则用附子为配；脾阳虚时，可见食少便溏，畏寒倦怠，舌淡苔白、脉虚弱，则用干姜为配；至于其他杂病则应视病理病机的需要，再行斟酌。一般用量亦应甘辛同等，肾脾阳虚甚时，除适当加重甘草之量外，附子、干姜亦须随之增加，这又与补阴用酸药的剂量有所不同。

二、用于升陷

清气养生，来源于水谷之精微，脾强运健则清气升布，脾虚运差，则清气陷，其关键皆取决于脾气的强弱，李东垣的补中益气法，重点即是复脾。许老自从对甘草的性能有新的认识之后，对脾虚诸病，均以甘草代替参芪，疗效至为满意。如治内脏脱垂证，以甘草配升麻，不但服后症状立即改善，而且效果稳定，长期服用，一般多能巩固。另有短气息促，疲乏倦怠，虽饮食尚可，而舌淡脉弱，已表现出脾肺不足及于心肾情况。用大量甘草，佐以苍术，即能气续力增，这也是甘味归脾的作用。因肺主气，实际气来源于谷精，必强脾健运，方可来源充足。故甘草之用，乃补之以味的措施。所谓清气之陷而不升者，服之则能迅升，即属此理。

三、用于清热

甘草味厚气薄，用中量于清热方中，能加速清热之力。如湿热下结，溺浊赤涩者，每用木通 10～15g，配甘草 15g，清热之效特速，较单服苦寒者为佳，此乃益气与解毒并用的结果，常用于结核干咳、低热等患者。

舌光红，脉细数，明显为阴虚火冲，恒以甘草 30g，百部 10g，诃子肉 15g，服后诸证即能改善，此亦用其益气解毒之功。实际热毒之成多源于正气之虚，重用甘草仍属益气之用。并利用其兼具解毒利溺清热之能，较不用甘草者为优。临床使用时应视机体情况，以及热毒之轻重，在用量上详加斟酌为要。

四、用于培肾

先天之本在肾，肾虚则五脏悉虚。况久病之后，肾藏之精，已不断四布充补五脏，则必有所消耗，肾也连带并亏。复因病情有增无已，于补肾固本之药加入重量之甘草，形证立见好转，此乃振肾兼予温脾之效。根据这样的认识，就与一般单予归肾药物疗效有明显的不同。况甘草的类皮质激素作用，也属于温养肾阳者。故于各种疾病之依用激素者，无论是暂用或常服，重用甘草于对证方药中，颇能代激素而获安。

尤其慢性气管炎患者，已长期服用大量激素不能断离者，予以 30 ～ 60g 生甘草，不但服后减轻形证，而且亦无浮肿增胖之弊。可逐渐将激素减除，临床确有代替激素之作用。若服后出现浮肿，只需加入泽泻 18g 即可消除。前人每谓甘草量大壅中的说法，显然属于未尝实践之故。

胡连汤之应用体会

胡连汤由许老经过多年临床经验而得出，此方以胡黄连为主药，专能推荡蕴积于肠胃之湿浊，善调畅肠胃之积滞。故在临床治疗口腔溃疡，急慢性气管炎，哮喘及各种杂病，凡属于此病理机制，应用胡连汤屡用屡效。

方药：胡黄连 12g，当归 10g，生甘草 12g。

功能：推化湿浊。

主证：因湿浊蕴结于肠胃或痰浊上壅于肺，气机不畅所致的湿浊或痰浊的内阻之证。证见口腔糜烂，持续不断或长期反复发作，或咳嗽痰多，喘憋胸闷等。舌苔厚腻或黄腻，大便不爽或干燥，脉实或有力。

方解：许老自拟胡连汤，方以胡黄连为主药，胡黄连虽苦寒，但清热燥湿推化力强，取其燥湿化降之特性，用以化湿消肿祛湿，则水湿痰浊即去。又以其服后有里急腹痛感觉，故辅以当归、生甘草为缓解，则腹痛即减，待肿消水去，口疮即行愈合，壅阻痰浊得以下降，气机得畅，咳喘即已。

加减运用：凡患者素嗜茶酒，饮食不节，而致肠胃积湿较甚而发口舌生疮，成咳嗽、痰盛、喘促、大便干燥或不爽均可使用本方。若舌苔厚腻，喘憋，本方加泽泻 30g，云茯苓 30g，薤白 12g，加重祛湿宣痹之作用，以祛除蕴积之水湿；若其人下唇红肿或舌质红或发热，本方加蒲公英 15g 清血分之湿热；若咳嗽痰盛，舌苔白腻，则加入清半夏 15g，麻黄 2g，桔梗 12g，苍术 12g，加大化痰开提肺气之功能，苍术燥湿健脾使湿无滋生之地。如服药后腹泻不畅，可酌情将胡黄连加量至 15g，直致服后舌苔退薄，大便正常。并须严加忌口，不饮茶酒，不食生冷，以防反复。

金匮泽泻汤治眩晕

泽泻汤是《金匮要略》中的方剂，治"心下有支饮，其人苦冒眩"，此病证为痰饮之邪上扰清阳之位，发为眩晕。许老在《金匮要略》泽泻汤的基础上又有创新，取泽泻为主药重用利水气，改白术为苍术，加大了燥湿功能以制水，加牛膝引水下行，以五味子配甘草酸甘合化为阴，补益心脾加大安神之功。泽泻汤为泻中有补、扶正祛邪之剂。

眩晕的治疗原则，许老一再强调首先应杜绝或减少湿痰的来源与产生，纠正不良生活习惯与茶酒过量之嗜好，不宜过多饮水。诊治时，属脾湿、痰浊中阻者，治以健脾化湿为主，滋补肝肾为主，息风化湿为辅。许老在《金匮要略》泽泻汤的基础上化裁加减，重用本方泽泻之主药，似有祛除内耳迷路积水之功用。

佟秀民老师临床运用许老自拟泽泻汤治疗眩晕美尼尔综合征痊愈者10余例，服药少的6剂痊愈，多则12剂痊愈。有的患者药后症状已明显见轻，但仍感到头目不清者，此因水湿虚浊虽去，而仍肝肾阴虚之故，所以善后服用杞菊地黄丸以滋补肝肾巩固疗效。

专病论治

低热辨证与诊治经验

低热是临床上常见的一个症状，并非疾病的实质。治疗低热，必须从正邪两方面着手。通过四诊进行调查分析，切实寻找出正之所以虚、邪之所以实的原因与程度，加以精详辨证，才能避免盲目地清热，根据情况做出祛邪扶正等具体治疗办法。

而有时低热是由于机体本身的气阴偏虚，治疗时不但不能考虑退热，而且必须根据气阴不足的程度，急予应有的培补，扶其正使其阴阳恢复新的平衡，低热方能消除。

正气虚临床表现多为气阴两方的偏衰。阴阳失平后，就有气虚与阴虚两种不同形证，实际则须分别进行治疗。邪气实主要是指机体在正气不足的情况下脏腑功能受损，邪气因以蕴聚，实际成为低热者，又以寒湿遏阳时为多。若湿邪受机体所加之热的重灼也可能转化为湿热，正虚无力祛除，就渐次加热成为持续久延状态。故具体治疗邪实低热又须分为寒湿低热与湿热低热分别处理。现将正虚两型和邪实两型的论治分述如下。

一、气虚型低热

主证：低热时作，劳则明显，身倦气短，肢体憎寒，不思饮食，便溏溺清。

舌象：舌淡瘦，苔薄或光。

脉象：细滑或无力。

辨证：脾虚气弱。

立法：温中益气。

方药：乌附片 12g，干姜 15g，生甘草 30g。

方解：气弱乃脾虚之表现，身倦气短，说明机体的气力已明显不足以维持正常生理活动。其原因则为长期脾失健运，无水谷精微以充养，况今不思饮食，即使强进，也难以消化，故大便见溏。至于溺清、肢寒等形证，无一不是中气大虚所致。所以这样低热是无时的。长期感觉少气乏力，少有劳动则又必加力以赴，正如前人所指的"烦劳则阳气张"的病理，结合舌淡瘦，苔薄或光，脉细滑无力，可知完全属于脾虚气弱之证。

此时补中益气之法已感力缓，必急予温补心肾力强之乌附片作为培本回阳之用，合干姜辛温暖脾，方能有效。加重甘草之量使其与辛味附子合化，则阳气回升，中气则复健。故此方非唯除热，实挽危防变的应急措施。许老告诫我们，如不识此，待低热不作，病即转危，则后悔莫及。

病案 1

王某，女，55 岁。初诊日期 1989 年 3 月 13 日。

现病史：月经前后低热已四五年，年逾五旬经尚未断，每月经来前后必发低热于 37.2～37.7℃，经去仅十余日不发热。面色㿠白，不思饮食，便溏少，溺清长，舌质淡苔薄，脉细滑弱。现带经已八日未净，显然气虚失摄，心脾久衰之故。

治法：温补心脾，兼予固摄。

处方：乌附片 15g，干姜 15g，生甘草 30g，诃子肉 10g。

3 日后复诊：药服 3 剂，月经即止，二便复正常，体温已降至 36.5℃，舌如前，脉细滑已不弱。嘱其连服上方 1 个月，加以巩固。后经追访，知经已断净，身体恢复，低热也从未再发。

二、阴虚型低热

主证：日晡潮热，五心烦热，干咳无痰，或痰少，头晕时痛，心悸乏力，口干咽痛，饮食减少，溺黄短少，便溏不定。

舌象：舌瘦质红光。

脉象：细弦数或虚大。

辨证：肺肾阳虚。

立法：养阴益气。

方药：蒲公英 15g，乌梅 15g，生甘草 30g，诃子肉 10g。

如病程较短，无咳痰者，则用芍药甘草汤加味。生白芍 30g，生甘草 30g，诃子肉 3g，蒲公英 30g。

方解：病热呈现虽以燥热逆冲为主，但结合兼证与舌脉，可知此热属于阴虚失敛后火浮所形成，五心烦热，口干咽痛与头晕时痛并见，均为火浮逆冲之象。干咳无痰或痰少，系咳久伤肺，气化不行，阴津亏竭的结果。饮食减少，水谷之精微不布，后天失养久必气阴双竭，故见大便溏秘无定，溺黄短少及心悸之心气不足征象。舌瘦红光，脉细弦数，均为阴虚气虚之故。日晡潮热乃机体力衰之故，因此治法虽应养阴，必兼以大力益气，方为正确。

具体养阴之法，不采甘寒，而以乌梅敛肺以降火，合大量之甘草以至甘之味补脾益气。重要的是使其甘酸两味合而化生阴津。如病程较短，病情单纯，而无浮火冲肺作咳者，则只用芍药甘草汤即可，大力复阴与益气，作为加强运化之动力，使水谷之精微有充生之源。阴津续生，浮火自敛，肺即宁静，同时加入诃子肉以镇咳，蒲公英清肺逆冲之火邪，作为应急之措施，益阴降火，阴阳平秘，低热方能排除。

病案 2

李某，女，22 岁。初诊日期 1989 年 2 月 2 日。

现病史：低热 7 天，持续不退，体温每天上午 37.3℃，午后 37.8℃，面瘦无华，纳佳不渴，便干 7 日未行，舌暗胀，苔薄白，中根少剥脱，脉细弦。

辨证：阴虚热浮。

治法：酸甘益阴，使火敛气益。

处方：生白芍 30g，生甘草 30g。

药服 3 剂，发热退尽，便亦复常，唯觉目眩及足跟作痛，舌中根剥脱处已生新苔。脉细转滑，前方加肉苁蓉 30g，连服 5 剂而痊愈。

三、寒湿型低热

主证：长期低热，纳少不渴，素嗜茶酒或嗜食生葱蒜，便溏欠爽，溺时浑浊。

舌象：舌体胀，质暗，苔湿腻中根厚。

脉象：沉滑不起。

辨证：湿浊中阻。

立法：推化湿浊。

方药：苍术 12g，麻黄 6g，胡黄连 12g，干姜 15g。

方解：素嗜茶酒或食生葱蒜，久则伤脾，有形之邪黏着沉积于肠胃，故便溏欠爽，纳少不渴为寒湿之邪抑制中阳，故而造成升降受阻气机失畅的病理。舌暗属病久，胀是脾为湿困，苔湿或中根厚，不但示湿积有形，而且说明滞结已久。阳气被遏故脉沉滑不起。好在机体尚能做出聚力加热措施，但无力使之过高，以致低热持续难退。治以推化湿浊，药以胡黄连大力推降湿滞，干姜化脾寒，苍术升脾气，麻黄宣肺气，以达健脾化湿之作用。若大便正常，肠无积滞，而寒湿中阻明显者，则去胡黄连加吴茱萸以温中散寒。

病案 3

白某，女，33 岁。初诊日期 1993 年 10 月 9 日。

现病史：低热 1 年余，每日午后低热持续不退，体温从未降至 37.4℃以下，住某医院检查未发现明显异常。久治未效。体温仍 37.6℃左右，自感疲乏无力，恶心不吐，腹胀特甚，纳少无食欲，溺黄热。便溏 3 日一行，白带量多秽臭。询及平素嗜好，酷善饮茶，自述已 15 年之久，虽不渴亦必饮多，形成习惯。舌苔薄白，脉细滑少弦，左沉取有力。

辨证：寒湿中阻。

治法：温脾复运，暖胃助降浊。

处方：苍术 12g，麻黄 6g，炒吴茱萸 12g，生干姜各 15g。

方服 3 剂，微汗出，低热即退，两日来体温均为 36.5℃，腹胀消，恶心除，食纳增，大便日二行。舌生腻苔，脉转滑弦。脾胃升降有复，中气尚未恢复，食增应予助化，运复尚须温中。故又予以温中益胃之方，以善其后。

处方：炒吴茱萸 10g，莱菔子 15g，生甘草 30g，生干姜各 15g。

四、湿热内蕴型低热

主证：长期低热，时高时低，渴不多饮，纳食减少，便频坠或带黏液，溺赤浊时感热痛。素嗜茶酒或曾有涉水淋雨史。

舌象：舌暗红胀，苔湿腻黄厚。

脉象：沉滑弦或兼数。

辨证：积湿蕴热。

治法：清利湿热。

方药：蒲公英15g，胡黄连15g，木通6g，莱菔子30g。

加减法：头晕胀者去莱菔子加白芷10g，大便如常胃肠无积滞者去胡黄连，湿重热轻者以苍术、麻黄、蒲公英、木通。

方解：湿滞化热，湿热交加，故低热有时高有时低，茶酒湿积或涉水淋雨，均能导致湿邪留存，便频坠或带黏液，为湿积黏着有形之象。渴不多饮示气机失畅，纳食随之减少。溺赤浊热痛为湿热之下结。舌暗红为湿热久羁，苔湿腻黄厚为湿热中阻，故脉必滑弦兼数。清热利湿即是唯一良法，方用胡黄连合莱菔子推降以畅中，木通、蒲公英清热利湿，使湿热各有去路，滞积去，低热自消。

病案4

吴某，男，40岁。初诊日期1985年8月27日。

主诉：低热2个月。

现病史：患者近2个月来，头晕疲乏，身热烦躁，每日观察体温，均在37～38℃，以中午升高明显。眼睑口唇红肿，素嗜凉饮。今口干咽痛而反不渴，溺时黄，便日行。舌松胀湿，边红根剥，前欲光，脉细弦数。经胸透、血常规、尿常规、心电图等检查均未见明显异常。

辨证：湿热内蕴。

治法：清利湿热。

处方：苍术10g，麻黄10g，蒲公英30g，木通10g，青蒿

12g。

复诊：上药服 7 剂后，低热渐消退，头晕疲乏好转。口干咽痛除，大便欠爽，上方加胡黄连 12g，豆豉 30g，甘草 15g，又服 1 周低热除尽，无不适感觉。并嘱切忌暴饮，以防再发。

结语：低热为临床上不易解决的形证，它可以出现于多种疾病的证候群中，但有一部分低热经西医检查无明显异常，诊治均极困难。常冠以"低热待查"之名。许老根据中医四诊辨证，依中医整体观念出发，从中总结出虚实、寒热疾病的正邪属性，形成低热的实质。对证治疗使机体获得新的动态平衡，"阴平阳秘，精神乃治"，充分体现了中医治病的灵活性与整体性。

治疗慢性阻塞性肺疾病的学术思想和临证经验

　　无论是慢性支气管炎还是哮喘，主要症状无非"咳、痰、喘"。前者属中医学"痰饮"或"痰饮咳嗽"的范畴，后者与中医学"哮病"吻合，其病理关键在于宿痰内伏。许老认为咳、痰、喘三者之中，痰是论治中心。这里的痰是广义之痰，并且水、湿、饮、痰同源，水停成湿，湿盛则成饮，饮凝生痰。因此，提出痰是论治中心也包括了对湿、饮的论治。

　　慢性阻塞性肺疾病患者体内痰湿水饮的存在是正虚邪实的表现。患者体内水液代谢失常，病深日久，形成支气管黏膜水肿，不改变患者体内的这种内环境，本病的治疗不可能彻底。在病理上，肺脾肾功能之失常，尤其是气化功能的不足，是痰饮留伏的主要原因，也是慢阻肺发病的根本所在。同时许老亦重视患者体内痰湿水饮的存在对三焦气化功能的损害作用，十分重视《寓意草》中所分析的"饮食入胃，既以精华，输我周身，又以败浊填彼窍隧"的病理现象。因此，在治疗上许老强调祛除体内蓄积之痰湿水饮之必要性，同时也强调根除生痰成饮之源，调补脏腑功能。

　　许老指出，用一般化痰除湿健脾之法，很难改变支气管黏膜水肿这种病理变化，很难扭转慢阻肺患者的发病内环境，强调从二便彻底排除"败浊"，通过祛邪与扶正，力图使患者水谷精微代谢转为正常，改变慢阻肺的发病内环境，为彻底治疗本病提供了一种实践方式。

一、四诊的特点

许老主要通过四诊，特别是舌诊来考查体内的痰湿水饮，借此以候脏腑气化功能，判断津液的生成、输布和排泄状况，很少依据咳吐之痰的性状进行论治。

痰湿中阻：①咳嗽或哮或喘或咳痰；②舌苔白腻或满白腻或湿腻；③脉滑弦。

痰浊中阻：①舌苔厚腻或黄腻或满黄腻或中根厚腻或中根厚或薄黄或黄厚；②大便干燥或偏干或不爽或黏滞不畅；③脉滑弦。

寒湿中阻：①相关生活史；②舌苔腻或厚或薄，舌质暗胀；③脉沉。

寒湿伤中：具备寒湿中阻之条件①②，且舌质淡，脉缓或脉沉细者。

许老对慢阻肺的辨证，实质上就是对痰湿水饮和脏腑气化功能的辨证，通过四诊，获得信息，进行分析、归纳、综合而做出判断。和慢阻肺有关的诊断特色归纳如下。

（一）问诊

重点有两个方面。首先是患者生活史，是否有损伤脾胃的不良嗜好，其次是与水液代谢有关的各个环节的病史搜集。

不良生活习惯如长期嗜酒、嗜茶、饮凉等均成为脾胃寒湿的辨证依据之一。有上述生活史的肺系疾患患者，许老认为必然存在寒湿内阻、阳气受损的病理改变，具体辨证时，必须四诊合参。

水液代谢的各个环节，包括饮水量的多少，津液的生成、输布和排泄。要求患者控制摄水是许老治疗肺系疾患的一个基本观点。患者饮水量是必问之内容。

患者体内津液的生成、输布的正常与否在问诊中主要通过口渴来了解。在临床上，一部分患者是习惯性饮水，并非因口渴而饮，也有相当一部分患者乃因口渴而饮，或咽喉不利而饮多，但病往往饮不解渴。其病机有二：或者因为体内水湿过盛、气机壅塞而致气化失司，或者因为脏腑功能受损、气化功能不健所致。更多见两种因素共同作同。许老指出因热盛而致口渴饮多在慢阻肺患者中出现的机会很少。热象的出现多由于素体阴盛，痰湿内郁化热。程门雪指出，纯寒宜温的有，温而兼清的也有，纯热宜清的就很少。

对二便的询问，可以直接了解消化功能和水液代谢是否正常，患者出现小便短少，大便不畅的病变趋势，加重了体内病理产物的堆积。此外，通过二便排出体内痰浊水湿的用药方法更要求对二便进行详细的问诊。

（二）望诊

主要内容为舌诊。舌诊是了解体内痰湿水饮、判断脏腑功能最重要的诊断方法。

1. 舌形

在慢阻肺患者中，舌形异常者多见舌胀大、舌瘦小等。舌胀大为体内水湿过盛、气化不利的表现。胀大色暗者属脾郁湿久，胀大而淡属脾虚湿聚。舌瘦小常见于肺心病属气阴双竭者。其他如裂纹舌、剥脱舌均为脏腑气化不利、津液难布之表现。

2．舌质

舌质多见暗舌、淡白舌。舌色暗，即较正常之舌色略暗，属久病气伤无力流畅血脉，这说明血瘀也是慢阻肺容易出现的病理改变。舌色淡，无苔者病重。此外，嗜酒患者舌色多嫩红，即舌色淡红略带紫色。呈玫瑰色之浅者，为酒毒伤肝、血脉瘀阻失畅之象。

3．舌苔

慢阻肺患者苔多湿腻，苔色或白或黄或黄白相兼，可厚可薄，无论苔色如何，凡舌苔厚者均属痰浊内阻之舌苔，苔薄者多属痰湿内阻。前者体内痰湿秽浊蕴积，气机壅塞重。凡见舌苔湿腻，苔不厚或苔色不明显者，多从痰湿水饮在肺论治。

4．舌之分部

将舌之色质、苔之有无和舌面部分变化结合起来指导辨证是许老舌诊中的重要内容。舌尖属心，心阳亏损多见舌尖净无苔，心肺气虚或久咳肺虚型患者多见。舌前即舌前端三分之一部位，光而无苔属肺虚气阴并亏之象。舌中属脾胃，多见苔腻厚，属脾胃湿积中阻或痰浊壅留，若中光者属脾胃气阴并亏。舌根属肾，多见厚腻之白苔覆盖，为湿浊蕴聚不去，久病肺脾气化不利所成。舌之两侧属肝胆，舌尖红与两侧相连，是肝郁、肝气冲肺之辨证依据。两侧瘀斑为肝郁气滞、全身有瘀血情况之表现。

在望诊时，凡大量饮水且饮凉者多见下唇红肿，这种现象哮喘患者多于慢支患者。

（三）切诊

主要内容为切脉。慢阻肺患者多见脉沉、滑、弦、细、缓等。

沉脉主要病在里，沉滞难起者为寒湿内盛、阳郁不起之象。滑脉主痰湿水饮内聚。弦属肝脉，也是正气与病邪抗争有力的表现。细脉总属正气被困、抗争无力之脉。脉缓者，多属寒湿内伤或肺脾气虚、血脉运行无力之表现。

在慢阻肺患者中还多见动脉，其象为脉形如豆、厥厥动摇、滑数有力。动脉多出现于寸部，许老认为这是病损及心、心阳被困之象。

在脉诊时，许老也注意寸、关、尺之分部和左右脉之不同，通过查各部脉以候五脏六腑之气，结合舌诊，判断邪正之力量对比，做到祛邪不伤正，攻补兼施得当。

以上探讨了许老在慢阻肺四诊中的特点及它们与辨证的关系。需要指出的是，临床实践中患者的情况不是单一的，必须四诊合参。对于经过详细的检查后仍不能明确辨证者，许老也采取试治法。

二、治疗用药及其分析

在数十年的临床实践中，许老体会到慢阻肺的病变实质是各种因素所导致的水液代谢失常，痰湿水饮积于体内。治疗本病，一方面通过用药消除这些病理变化产物，一方面纠正脏腑功能之偏盛偏衰，杜绝生痰成饮之源，这一核心思想贯穿在许老治疗咳、痰、喘的各个方面。

（一）痰湿水饮内蕴，祛邪当先

慢阻肺所形成的支气管黏膜水肿必须在消除体内所形成的痰湿水饮这一前提下才能改变，本病的治疗才能彻底，同时肺、脾、肾之气化功能也才能很好地恢复。否则，这些病理产物和受损的脏腑气化功能相互影响，形成恶性循环，导致本病的根治十分困难。所以在祛邪不伤正的原则上，强调用药使病理产物从二便排出，依据痰湿水饮在不同的部位分别用药。

1. 以中焦为主者

包括痰浊中阻、痰湿中阻、寒湿中阻和寒湿伤中。

（1）痰浊中阻：治法为推化，即推化痰浊之法。用药：胡黄连 12g，莱菔子 15g，当归 12g，甘草 15g。

（2）痰湿中阻：治法为燥湿宣肺化痰。用药：苍术 12g，麻黄 1g，莱菔子 15g，桔梗 10g，清半夏 12g。

（3）寒湿中阻：治法为温降，即温中散寒与通便逐水之法同施。用药以生大黄、芒硝为主体，多加木通、瓜蒌等导痰利水之药，体质较弱者用药以莱菔子、生大黄为主，多加川椒目、干姜等温中散寒之剂。

（4）寒湿伤中：此型较寒湿中阻型的中焦阳气不足更加突出，治法以温中散寒之剂为主，适当佐以消导药祛除体内寒湿，用药以干姜、川椒目、苍术为主，亦多选用附子等温中散寒之重剂。

2. 以上焦为主者

辨证属痰浊、水湿，寒湿在上焦者有痰浊壅肺、水湿壅肺、寒湿壅肺和痰浊阻痹、痰湿阻痹。

（1）痰浊壅肺：和痰浊中阻治法相同，但推化痰浊之药力弱于痰浊中阻者，同时多重用宣肺化痰之药，葶苈子、瓜蒌、半夏、桔梗、白芥子、前胡等。

（2）水湿壅肺：治法即疏通水道、恢复肺之气化功能。用药：泽泻30g，苍术12g，多佐以桔梗、杏仁等宣肺降气药，夹痰者加瓜蒌、生薏苡仁、半夏等。

（3）寒湿壅肺：治法为温化，即温肺以化水湿之法，此型在水湿壅肺的基础上，寒象重，用药以干姜10g，甘草30g，佐以利湿之剂。

（4）痰浊阻痹：和痰湿阻痹同属痹证范畴，许老认为慢阻肺部分患者以胸憋闷或疼痛为主诉，可辨证为痹证。立法为宣痹降痰。用药：瓜蒌30g，薤白12g，莱菔子15g，当归10g。

（5）痰湿阻痹：治法为宣痹化痰。用药：薤白15g，茯苓15g，生薏苡仁12g，苍术12g，麻黄1g，白芥子12g。

3. 以下焦为主者

在下焦者以湿邪为主，且多秽浊，治法为分利，即利小便以除湿之法，用药以木通、泽泻、土茯苓为主体，佐宣肺之药以助膀胱气化功能，病轻者用分清止淋丸（栀子、木通、猪苓、萹蓄、车前子、滑石）。

以上是许老论治痰湿水饮基本的辨证分型、治法及用药。临床上对具体患者的论治由这些基本的证型、治法、用药单位复合而成。

（二）寻痰湿水饮之源，调补脏腑气化功能

痰湿饮同源，其产生与脏腑功能失调相关，相互影响，互为因果。若脏腑气化功能健旺无病，水液得输，津液得布，

不留不聚则无痰湿水饮可言。许老根据"诸湿肿满,皆属于脾""脾为生痰之源,肺为贮痰之器"的论述以及不良生活嗜好易于损伤脾胃,认为脾胃运化功能在慢阻肺患者的水液代谢中起主导作用,脾胃功能的受损贯穿于本病的全过程。因此在治疗上以脾为主,同时亦重视肺之治节、肝之疏泄、肾之温化在三焦气化中的作用。

(三)以脾为本

1. 用药少寒多温

脾喜燥恶湿。同时痰湿水饮属阴邪,易伤人阳气,阻滞气机。因此在用药时对寒凉之品的使用十分注意。目前,清热解毒之药在慢阻肺中应用十分广泛,而许老很少使用这类药物。这同《金匮要略·痰饮咳嗽病脉证并治》所指出的"病痰饮者,当以温药和之"的治疗思想是一致的。

2. 祛邪保胃

在用药排出体内痰湿水饮的同时,许老十分注意祛邪不伤正,顾护胃气不致受损。首先必须辨证准确,体质好者方可用大剂消导之药,其次掌握衰其大半而止的原则。例如在痰浊中阻型中,甘草用量为15g以上,取其健脾益气保胃之意;在寒湿中阻型中,用生大黄、芒硝祛体内寒湿,同时佐以温中健脾之干姜、甘草等,这就是前面所说的温降之法。由于慢阻肺属正虚邪实,因此总的治法仍以攻补兼施为主。

3. 注重调整

以脾为本的思想更充分地体现于许老对慢阻肺患者的宣教工作中。其根据中医脾胃理论,对患者提出生活饮食等方面建议,要求患者配合治疗。

（四）调脏腑气机，注重脏腑气化功能

1.升脾气以除湿化痰

湿积生痰、聚痰为病是许老对湿和痰关系的总结，他认为《金匮要略》所指出的痰、悬、溢、支四饮均属湿邪为病的范畴。慢阻肺患者气化功能受损，阳气不足，湿多从寒化，临床上患者多见舌体肿胀苔腻厚。前所述的寒湿中阻、寒湿伤中、水湿壅肺、寒湿壅肺、湿浊下结等均是以湿邪为主因的辨证单位。

对慢阻肺湿证的治法，强调脾的上归和肺的下输功能是慢阻肺湿邪内聚的病机关键所在。因此用药以加强脾的升发和肺的宣降功能为主，苍术与麻黄配伍为用药主体。苍术辛苦温为燥湿健脾之要药，能以其辛温之气味升散水湿，使脾气能行，上归于肺。同时由于肺的下输功能不足，通调受阻则湿无去路，故选辛温能发汗利尿之麻黄相伍以助肺的宣达，二药协用，升脾宣肺而调畅肺脾气化水湿之功能。苍术用量12g，麻黄1～3g。湿重偏寒者多选用干姜、甘草、川椒目、附子，兼热选加蒲公英、木通等，在肺者多选加泽泻、甘草、干姜，温邪中阻者多配莱菔子，在肠胃者配胡黄连、莱菔子，体质强壮、寒湿中阻内盛者用大黄、芒硝逐水以散寒湿，通过四诊辨证，随证用药，灵活多变。

2.温肺以助气化

慢阻肺的治肺之法，虽然有润肺、清肺、宣肺之别，但总体上仍以温肺为主，这和脏腑气化不利、阳气受损是痰饮病的基本病机是相适应的。而肺为水之上源，肺与大肠相表里，治肺可助水湿从小便而出，也协助了大便的畅通，许老治肺除善用苍术、麻黄升脾宣肺同治外，还善温肺益气和培

补肺阴。

肺气不足存在于慢阻肺的全部病变过程中，因此温肺益气是治疗本病的大法之一，方药尊仲景甘草干姜汤，或用诃子。甘草补肺益气，对久病肺虚、肺阴不足者，一方面用百部 10g、百合 30g 配伍以补肺阴，另一方面用干姜、甘草或诃子、甘草同施，达到肺之气阴双补、补而不滞的效果。

3.疏肝以调畅气机

慢阻肺患者中，纯粹因"木火刑金"引起的咳嗽较少，患者多见内有痰湿而见肝郁气滞、气化不利，辨证中肝气冲肺即属这种病机。治用疏肝化湿为大法，疏肝之药或用白蒺藜、杭菊，或用石决明、槐米，或用四逆散，与燥湿化痰宣肺之剂配伍，往往获效。

4.三焦气化赖肾之温煦

许老认为，慢阻肺患者肾之温化功能受损，三焦气化无权时，患者往往处于五脏俱损，阴阳两竭的危重阶段，肺心病者多见这种情况。但也有不属于肺心病阶段的慢阻肺患者需要温肾回阳，以助三焦气化者。这类患者或者素体阳虚，或者长期嗜凉、饮冷，而致脾肾阳衰，阴寒内盛，临床上表现为四肢厥逆、自汗、舌质淡、苔白腻厚、脉沉迟等。温肾散寒之法多与治肺、治脾同施，凡是寒湿内盛、阳气不足、用温补肺脾之法不能胜伍者，均配以附子 10 ～ 30g 以温阳散寒。

（五）注重宣教

慢阻肺属正虚邪实之患，邪实表现在痰湿水饮，寒气内阻，用药往往攻补同施，但若不根除引起脾胃受损、痰湿内阻的生活习惯，就会形成一边治病一边增病的情形，很难彻底治愈。

因此，加强和探索对慢阻肺患者的宣教工作，有很大的意义。从中医理论出发，许老所做的宣教工作有：

1. 限制水的摄入，这样做减轻了脾胃运化的负担，阻止了痰湿生成的来源。具体要求患者饮食宜清淡，不能太咸，治病初期多吃流质粗食，不要一感到口渴就饮水无度，应控制口渴引起的饮水欲望以激发脏腑气化功能。

2. 寒凉之品如饮料、冷食，对慢阻肺患者属禁忌之品。许老认为茶性凉，也不适合本病患者。要求患者避免此类饮食，为脾胃功能的恢复创造良好的内在环境。

3. 对夜间咳喘重，晨起咳嗽痰多者，晚饭宜吃早吃少，使脾胃之运化节奏调到有序的理想状态。

总之，内科诸多疾患若想预后良好，加强对生活习惯、饮食结构的研究探索，将会起到很大的作用，这是有希望的研究方向。

三、病案举例

病案 1

徐某，女，39 岁。初诊日期 1988 年 2 月 26 日。

产后支气管哮喘 5 年，遇感冒而发，先咳后喘，先干咳后痰多，泡沫痰，色白，夜间喘甚不能平卧，痰量多。纳食可，大便稠，小便黄，舌质暗，苔腻，脉右沉滑，左沉细缓。

辨证：肾不纳气。

治法：益肾定喘。

处方：鹿衔草 15g，生黄柏 12g，白果 15g，诃子肉 10g，莱菔子 16g，生甘草 15g。

服药 7 剂后仍咳喘胸闷，痰多，舌质暗，少红，舌苔根腻，前中欲光，脉沉滑。改用推化痰湿之法。

处方：瓜蒌仁 18g，莱菔子 30g，生大黄 12g，蒲公英 15g，木通 6g，桔梗 12g，当归 10g。

服药 7 剂后喘轻痰少，夜间仍作喘痰不易咳出，时胸憋闷，大小便调，舌暗少红，根腻，脉滑。治疗中心转为治痰为主，苔根腻，脉滑，治以燥湿健脾，宣肺化痰。

处方：苍术 12g，生甘草 15g，瞿麦 15g，麻黄 1g，半夏曲 12g，桔梗 12g，蒲公英 15g。

服药 7 剂后，咳喘大减，痰少，余无不适，舌苔满薄白湿腻，脉弦缓。此属内阻之痰浊不盛，而肺位湿邪偏重，治以宣肺化湿。

处方：泽泻 18g，当归 10g，茯苓 15g，桔梗 10g，生薏苡仁 12g，薤白 12g。

服药至此，病情基本得到控制，唯晨起觉胸憋闷，痰不多，舌暗不红，苔变薄腻，脉滑。体内水湿痰已去大半，治以和中化痰为主。

处方：焦三仙各 18g，薤白 12g，生甘草 30g，诃子肉 3g，生薏苡仁 12g。

自 4 月 1 日至 7 月 1 日，病情基本缓解，很少感冒，劳累后稍喘，夜间痰鸣，咳痰不多，用药仍以和中化痰为大法。

9 月 2 日十七诊：感冒两天，咳嗽气喘，痰黏难出，全身乏力，小便浑，大便调，舌暗苔湿腻，脉滑弦。

辨证：湿热内蕴。

治法：利湿化浊。

处方：蒲公英 15g，丹参 15g，生大黄 15g，半夏 15g，赤芍 12g。

服药 7 剂后咳喘见轻, 痰少, 仍喷嚏, 流清涕, 鼻痒, 二便调, 舌暗, 苔薄黄, 脉细滑右少弦。

处方: 苦参 15g, 桔梗 10g, 当归 15g, 生甘草 10g, 蒲公英 15g, 蜂房 3g。

9 月 16 日十九诊: 诸症除, 不咳喘, 舌暗苔净, 脉缓左少兼弦, 用补肺活血之方以巩固疗效。

处方: 丹参 15g, 当归 10g, 诃子肉 6g, 生甘草 18g。

以后偶因感冒来就诊, 但咳喘均轻微, 依照前法或先用峻剂祛其痰湿, 或以化痰和中为主, 数剂汤药即能达到喘止病安。

病案 2

任某, 女, 9 岁。初诊日期 1988 年 9 月 23 日。

现病史: 支气管哮喘 6 年, 今年初因服磺胺药过敏而致哮喘加重, 发作次数大增, 每夜 3 时左右喘重, 痰不易咳出, 喉间痰鸣, 乏力, 怕凉, 纳食可, 下唇红肿, 大小便调, 舌湿, 脉沉滑弦。

辨证: 水湿内壅。

治法: 推化水湿。

处方: 泽泻 18g, 生大黄 12g, 苍术 10g, 甘草 10g, 桔梗 10g。

服药后大便泻, 喘减轻, 晨起鼻塞, 余 (-), 舌苔前光后薄腻, 脉滑, 治以和中化湿。

处方: 蒲公英 12g, 当归 6g, 莱菔子 12g, 木通 3g, 甘草 10g, 生山楂 18g。

10 月 7 日三诊, 服上方后咳喘轻微, 痰多, 晨起仍喷嚏, 口渴饮多, 下唇红肿, 舌中根少腻, 脉细滑, 证属水湿已减, 痰浊内阻, 治以宣肺化痰为主。

处方：瓜蒌 18g，木通 3g，蜂房 3g，桔梗 12g，蒲公英 12g，葶苈子 15g，苍术 18g。

服药 7 剂诸症轻，喘止，喷嚏、流清涕等早晚或受凉后出现，舌湿，脉细滑，证属肺虚湿邪未尽，治以益肺化湿。

处方：生甘草 18g，诃子肉 6g，蜂房 3g，当归 18g，泽泻 18g，苍术 10g。

10 月 21 日五诊，服上方 7 剂后舌净，脉滑，无明显不适，继服前方 7 剂，以巩固疗效。

12 月 16 日六诊，13 日因感冒引起喘作，现夜间喘重，咽干痰鸣，痰多，下唇红肿，舌苔薄腻，脉滑，证属痰湿中阻，治以和中化痰。

处方：蒲公英 15g，清半夏 12g，莱菔子 15g，白芷 6g，瓜蒌 15g。

服药 10 剂而诸症除。

1989 年 5 月 26 日复诊，又咳喘一周，因吃冰棍受凉而引起，咳嗽，痰不易咳出，纳食减，大小便调，下唇红肿，舌湿苔中腻，脉滑。

辨证：水湿壅肺。

治法：疏肺化湿。

处方：泽泻 30g，苍术 10g，木通 6g，苦参 12g，蒲公英 10g，当归 6g。

服药 7 剂后咳喘轻微，自觉腹胀，余无不适，舌根腻，脉滑弦，每日早晚服通宣理肺丸各一丸，坚持用药。

病案 3

杨某，男，70 岁。初诊日期 1989 年 2 月 24 日。

现病史：喘息性支气管炎 10 年，受凉则发作，现咳喘十余天，痰白黏量多，纳食可，大便日一行，素饮多，嗜茶酒，胸透（-）。舌湿质淡暗，脉沉滞。

辨证：寒湿内伤，痰湿阻肺。

治法：化痰利湿。

处方：薤白 12g，生薏苡仁 12g，苍术 12g，当归 15g，芒硝 10g（分冲），泽泻 30g，清半夏 15g。

服药 7 剂后咳喘轻，近二日痰多，咽干堵闷，舌淡暗稍紫、湿，脉沉滞。证属寒湿伤中，气血不畅，湿邪未尽，治以温阳益气化湿。

处方：乌附片 12g，槐米 12g，党参 30g，木防己 15g，茯苓 18g，当归 10g。

服药 7 剂后诸症除，继服前方 7 剂。

4 月 21 日四诊，无明显不适，因担心感冒而就诊，舌淡暗湿，脉沉滞，仍以温阳益气化湿为大法。

处方：泽泻 30g，生薏苡仁 10g，党参 30g，苍术 12g，当归 10g，薤白 15g，干姜 15g。

嘱患者平时常服此方，以巩固疗效，同时忌茶酒。

病案 4

兰某，男，19 岁。初诊日期 1989 年 2 月 3 日。

现病史：自幼患哮喘，近 2 年加重，现每日早晚喘促，喘时痰多，纳食如常，素嗜凉水，大便干，下唇红肿，舌胀尖红，苔薄湿腻，脉沉细滑有力。

辨证：痰浊内盛。

治法：通二便以祛痰湿。

处方：瓜蒌 30g，胡黄连 15g，木通 10g，蒲公英 15g，当归 3g，瞿麦 12g。

服药 7 剂后喘轻，胸闷除，唯痰多，咳痰不爽，仍口渴嗜饮，二便调，舌尖红，苔中腻，脉弦滑，体内水湿减少，治以推化痰湿为主。

处方：瓜蒌 10g，胡黄连 15g，甘草 12g，莱菔子 30g，生栀子 6g，当归 10g。

3 月 10 日三诊：服药后喘轻痰少，仍下唇红肿，舌暗红，苔满腻，脉滑弦，从 3 月 10 日至 3 月 31 日（六诊）期间，治疗用药以化痰除湿为主，用药以前方为基础，适当加强宣肺化痰之剂如半夏、桔梗、葶苈子等。

4 月 14 日七诊：喘不重，口渴欲饮，舌苔欠津，脉细滑弦，体内水湿，痰浊大除，证属肺虚气化不利，治以益肺养阴。

处方：诃子肉 3g，玄参 15g，桔梗 12g，甘草 12g，知母 15g，莱菔子 30g。

5 月 26 日八诊：服上药 7 剂，胸憋闷，未喘，痰多色白，仍口渴饮多，纳可，小便浑，大便调，舌苔满白腻，脉滑。证属脾胃运化不健，痰湿内生，治以和中化痰为主。

处方：豆豉 30g，桔梗 12g，莱菔子 30g，白芷 10g，当归 10g，甘草 15g，木通 6g。

常服此方，巩固疗效，同时改变生活习惯，少饮水。

病案 5

王某，男，24 岁。初诊日期 1989 年 2 月 24 日。

现病史：慢支 17 年，现时常发作，咳嗽上午重，痰白黏量多，二便调，轻度肺气肿，素饮多，嗜茶，舌苔湿满薄黄腻根厚，脉沉细滑。

辨证：痰浊中阻。

治法：推化痰浊。

处方：胡黄连 12g，木通 6g，当归 10g，泽泻 30g，莱菔子 10g，苍术 12g。

服上药 7 剂后，咳嗽见轻，痰稀量多，口渴欲饮，舌苔薄黄，脉滑弦，体内痰湿已退，治以和中化痰。

处方：泽泻 30g，豆豉 10g，瓜蒌 30g，白芷 6g，葶苈子 18g，桔梗 12g。

服药 7 剂后，仍咳痰多，舌脉同前，自 3 月 10 日（三诊）至 4 月 7 日（七诊）期间，用药仍以利湿化痰为主，与第二诊用药比较，加强了宣肺化痰之剂，用药如葶苈子、桔梗、半夏曲、薏苡仁等。

4 月 15 日八诊：因感冒引起咳嗽，咳痰，咽中痰鸣，大便干，舌净，脉细弦，证属体内痰湿已微，肺脾气虚重而痰湿未净，治以补益肺脾为主。

处方：生甘草 12g，当归 10g，五味子 30g，莱菔子 12g，半夏曲 12g。

服上方 14 剂后，咳嗽已止，痰少，舌脉如前，仍以和中化痰为治疗大法以善后。

处方：白蒺藜 12g，野菊花 10g，清半夏 15g，豆豉 30g，白芷 6g，甘草 18g。

病案 6

孙某，女，30 岁。初诊日期 1987 年 6 月 19 日。

现病史：慢支 10 年，每年冬季发作数日，此次咳嗽自入冬至今，现干咳痰少，咽痒，饮多，嗜冷饮，大便溏，日三次左右，舌质淡，苔薄白，脉细滑弦。

辨证：肺脾两虚。

治法：补益肺脾。

处方：百部 10g，甘草 18g，百合 30g，干姜 12g，桔梗 12g。

服上方 7 剂后咽痒、口干止，仍咳嗽，纳呆，大便调，舌脉同前，继用温肺益气化痰之法。

处方：干姜 12g，款冬花 15g，甘草 12g，莱菔子 30g。

7 月 3 日三诊：近日咳嗽重，中午明显，少痰，口干，纳呆，大便调，舌淡瘦苔薄白，脉细缓。治以宣肺化痰以止咳。

处方：苍术 12g，麻黄 1g，桔梗 10g，诃子肉 6g，甘草 30g，莱菔子 10g。

药后咳嗽大减，嘱患者常服干姜 12g，甘草 18g，诃子 6g，党参 18g，温补肺脾以巩固疗效。

病案 7

付某，女，16 岁。初诊日期 1989 年 5 月 5 日。

现病史：慢支 10 余年，近 2 年加重，发作无季节性，现咳嗽，夜间咳重，胸憋闷，咳痰不爽，喉间痰鸣，口干不欲饮，大便干，嗜凉，舌暗胀，苔满白腻厚，脉沉滑弦左滞。

辨证：痰湿中阻。

治法：推化痰湿。

处方：苍术 30g，麻黄 5g，莱菔子 30g，瓜蒌 30g，桔梗 12g。

服药 7 剂后咳痰畅，量多，余同前，此诊治以推化水湿为主。

处方：泽泻 30g，生大黄 10g，苍术 12g，当归 10g，瓜蒌 15g。

服药 7 剂后咳嗽轻，痰白黏量减少，口渴恶饮，食纳可，大便日一行，舌苔满黄厚腻，脉滑，体内湿邪不重，证属脾胃不健，痰浊内生，治用调中四消丸早晚各服9丸。

6月2日四诊：服上药后，咳少作，痰少，纳食增，大便调，舌淡胀，苔满腻厚，脉缓，继服调中四消丸。

四、讨论和体会

1. 治疗对象

许老所治之慢支患者，大多处于慢性迁延期，支气管哮喘患者大多同时服西药平喘。患者抱着祛除病根的目的找许老诊治，这种情况是学习者必须明确的。

2. 关于疗效

无论是慢支还是哮喘，要想减少发作次数，减轻哮喘发作时的程度，或达到治愈的目标，绝非短时间内能实现的。许老针对患者的情况，治疗时从治本出发，对咳、喘等症状的控制所采取的措施相对地显得薄弱一些，但患者经过治疗，体会到许老治疗优越性，能坚持治疗，防止了病情的进一步恶化，特别是未出现肺气肿的慢阻肺患者，治疗后病情显著减轻，发作次数明显减少，部分患者多年未复发。

3. 关于学习和应用

学习和应用许老治疗本病的方法，对年轻医生来说，在实践中必然会碰到困难，要根据治疗对象的差异，治疗时具体目标的不同要求，而采用不同的思维和方法。例如，年轻医生临床时应多注重近期疗效的获得，完全照搬这种论治模式是不现实的，在学习许老治本特色的基础上，应加强对治标的研究，力图在迅速控制各种症状的前提下，加强治本，以期有较好的远期疗效。

有人认为许老的方法难学，但是排除西医理论和实践对中医理论和实践的负向作用，从中医理论出发，许老治疗慢阻肺的一些基本观点还是很好理解和接受的。至于临床上许老所做出的处方用药的具体增减，是其数十年临床经验和理论知识的综合反映，有必然规律，也存在着偶然性，学习者不应也不必强调达到能开出完全相同处方的学习目的，但基本的论治观点，四诊方法，辨证内容等，通过学习完全能掌握并在实践中应用。

运用推化痰湿法治疗慢性气管炎经验

支气管炎根据病因可分属外感咳嗽及内伤咳嗽。然而，不论何因造成的咳嗽，如出现咳嗽、痰多且黏稠，胸脘满闷，食纳欠佳，四肢乏力，腹胀便溏，口不渴，舌苔厚腻脉象滑等证时，则属"痰湿型咳嗽"。其病机为脾虚湿盛。脾虚失其健运，以致痰湿内生，上渍于肺，阻碍气机，引起咳嗽。

在许老诊治的患者中，有相当一部分属此型患者，对其治疗，不单单采用健脾燥湿、止咳化痰之法，而是主用"推化痰浊"的方法来治疗，其目的在于消除体内所形成的痰湿水饮，使湿浊之邪有出路。常用药物有苍术、麻黄、胡黄连、莱菔子、甘草、桔梗、木通、当归、泽泻、半夏、干姜、薏苡仁、大黄等。应用此法，患者咳嗽明显减轻，咳痰明显减少。多年来，许老应用此法治疗患者4万例，绝大多数效果显著，兹举例如下。

病案 1

徐某，女，26岁。初诊日期1989年5月5日。

患慢性支气管炎10余年，近两年症状加重，发作无季节性。现咳嗽夜重，胸闷发憋，咳痰不爽，喉间痰鸣，口干不欲饮，大便干，素嗜茶，舌暗胀，苔白厚腻满布，脉沉弦滑左滞，证属痰湿中阻，治以推化痰湿。

处方：苍术 12g，麻黄 1g，桔梗 12g，干姜 30g，莱菔子 30g。

服 7 剂后咳嗽、胸闷发憋及喉间痰鸣等症明显减轻，咳痰畅、量多、余症同前，仍以推化痰湿为主。

处方：泽泻 30g，苍术 12g，干姜 15g，生大黄 10g，当归 10g。

上方 7 剂服后，咳嗽减轻、咳痰量减少，口渴恶饮，食纳可，大便日一行，舌苔黄厚腻满布，脉滑。浊仍盛，脾虚故也，遂用调中四消丸（炒牵牛子、熟大黄、醋香附、醋五灵脂、猪牙皂），早晚各服 9 粒。

6 月 2 日四诊，咳嗽少作，白痰量少，食纳增加，大便调，舌淡胀，腻苔变薄，脉由滑变缓，继服调中四消丸而痊愈。

按：水液代谢，有赖于脾之转输，肺之治节，肾之温化。本例脾虚湿盛，湿困中焦，生痰化饮，痰饮上犯于肺，阻滞气机。致肺气上逆而胸闷喘憋，咳白黏痰，结于咽喉气道，为气息冲击，则见喉中痰鸣如水鸡声。治以宣肺降气，推化痰湿。方中麻黄、桔梗宣肺止咳，苍术健脾燥湿，重用莱菔子、干姜降气化痰，7 剂药服后诸症减轻，唯痰量仍多，治疗仍需推化痰湿，重用泽泻及生大黄加强渗湿利水之功，使体内湿浊减少，咳痰减轻。该患者证属虚实夹杂，初以祛邪扶正，继以扶正祛邪，所以获效。

病案 2

孙某，女，45 岁。初诊日期 1990 年 4 月 16 日。

咳嗽两个多月，痰白黏，量多，咽干发痒，胃纳呆，胸闷发憋，脉象滑弦，舌苔薄白滑润。咳声重浊，因连续咳嗽不止，故难以入睡，迭服中西药不效。证属肺失宣降，痰湿中阻。治以宣降肺气，推化痰湿。

方药：麻黄 2g，苍术 12g，炒莱菔子 12g，前胡 10g，桔梗 10g，半夏曲 15g，瓜蒌 30g，泽泻 15g，胡黄连 12g。

服上方 5 剂后复诊，患者喜告曰咳嗽已愈十之八九。痰量明显减少，咽干发痒及胸闷发憋等明显减轻，胃纳增加。在原方基础上将胡黄连改为 10g，继服 5 剂病愈。

按：脾为湿困，运化失职，湿蕴成痰，壅阻于肺，肺失肃降，故见痰白黏而量多，胸脘痞闷，不思饮食，舌体胖，苔湿腻，甚则满厚，脉弦滑，均属运阻湿停之象。脾虚是本，痰湿为标，故治以健脾化湿降痰，方中苍术辛苦温醒脾化湿，麻黄辛温宣肺散寒，桔梗苦辛平升宣肺气、止咳化痰，炒莱菔子推痰降气、宽中和胃，瓜蒌、前胡宽胸豁痰，半夏曲消食导滞、降气化痰，泽泻、胡黄连清热利湿，旨在升降补消并用，使风寒痰湿得以尽除。

体会："脾为生痰之源，肺为贮痰之器。"着重理脾化湿，是许老多年米治疗肺系疾病的重要经验。许老认为不能单纯治肺、见痰治痰、见咳止咳，而应从整体出发，侧重理脾、推化痰湿。推化痰湿的主方苍术麻黄汤，源于张仲景《金匮要略·痉湿暍病脉证治》"湿家身烦疼，可与麻黄加术汤发其汗为宜……"

仲景以麻黄发汗祛表邪，白术健脾祛湿，表里同治，也是湿家理脾之重要治疗法则。许老认为湿家理脾以苍术更为得力，故用麻黄与苍术相伍。两药用量配伍不同，其作用亦有异。

再者，积食与积湿均可造成脾运不健、脾被湿困，而使痰浊之邪上犯于肺，而致咳嗽、咳痰等。因积食造成的脾运不健见舌苔腻厚，大便不爽，便干或便溏。治以消食导带，和胃宽中。药用莱菔子、半夏曲、枳壳、胡黄连及大黄等，而因积湿造成的脾运不健、脾被湿困见胸闷发憋，舌苔薄腻，大便如常，疲乏倦怠等，治当健脾渗湿，药用泽泻、木通、薏苡仁、白芥子等通利二便，为推降痰湿之重要治疗手段，经过多年验证，疗效卓著。

许老行医七十余年，熟读古籍经典，留采众长，不断创新，确能师古不泥古。推化痰湿法治疗痰湿型咳嗽就是许老积多年的临床经验开创的新思路。

治疗胃肠溃疡病的临证经验

胃溃疡、十二指肠溃疡，二者的成因不同，成病的痛势与时间亦异，但总的病理则属阴津亏损。由于机体阴津的成、用，受大脑神经支配，故中医对病因方面一向注意精神与情绪波动的影响。当然有些患者因长期暴饮暴食、过食生冷，以及素嗜辛辣或素嗜茶酒、吸烟等因素而成为溃疡患者，长期胃痛、不知改变恶习而使病情加剧者尤为普遍。

无论溃疡自何证转来，患者多属阴液不足。而阴液的亏损，则又与精神、情绪等因素有关，尤其是不戒以前诱发胃痛之偏嗜偏好者为多见，故而造成胃肠功能的紊乱。长期所衍，阴液难以补充，病变不断恶化，致使溃疡面向下侵蚀，损及血络而出血。故辨证时依其疼痛之程度及发作时间等特征，就可以初步定位其在胃或十二指肠。加之兼证的差异，在胃分为积湿或阴亏，在十二指肠则区分刺痛或胀痛而诊治。分述于下。

一、胃溃疡

（一）蕴湿型

主证：胃脘疼痛，得食则缓，便溏不爽，溺时黄浊，素嗜茶酒，纳食不香，舌暗胀，苔白腻中厚，脉细滑。

治法：化湿和胃养阴。

方药：甘草 30g，诃子肉 10g，豆豉 15g，莱菔子 15g。

分析：素嗜茶酒，水湿久蕴不去，脾运被紊，致使阴液不生，实属胃脘持久疼痛之根源。纳食不香，便溏不爽与舌暗胀，苔湿腻白厚，溺时黄浊，均说明积湿中阻，紊及脾运的病理。气机因湿阻滞而失畅，故脉呈细滑。湿阻久而阴液亏，病即难已。方用甘草、诃子肉分别养胃益气，且甘酸合化以生阴，豆豉宣中化湿，莱菔子宽中降气，以导滞共降湿积之有形。气益阴充，运化复常，痛即可止。

（二）阴亏型

主证：胃脘刺痛，得食少缓，食后烧心欲吐，口干不渴，便秘如球，溺黄或浑浊，素嗜辛辣或茶酒。舌红瘦或光红少苔，脉细弦滑或兼数。

辨证：胃弱阴亏。

治法：养阴益胃。

方药：甘草 30g，肉苁蓉 10g，生白芍 30g，诃子肉 10g。

分析：胃阴长期亏损，内膜枯燥而失阴液的滋养，则空腹时痛如刺感，得食则胃内稍感滋润，故痛势稍缓。烧心欲吐、便干、口干不渴均为内膜枯燥，胃阴亏虚而引起的表现。阴液少故小便量少而黄浊。舌瘦质红，无苔或少苔，脉细滑或数，均说明气血亏损延久，津液不能生充。治以养阴止痛者，关键使其自能化生阴液，内膜柔润，痛必能止。方以甘草、白芍两味益气柔肝，合化以生阴液，使内膜得滋而柔润，诃子肉养胃生津为佐使，合肉苁蓉以温养肝肾，柔润胃肠，二便即复。

二、十二指肠溃疡

（一）刺痛型

主证：空腹胃痛，痛如针刺，夜间尤甚，烦躁易怒，纳佳食频，口干思饮，便秘如球或不爽，溺黄量少，素嗜辛辣。舌光红或少苔，脉细弦或数。

辨证：脾胃阴虚。

治法：滋养脾胃，柔肝止痛。

方药：甘草 30g，诃子肉 10g，生白芍 20g，肉苁蓉 30g，蒲公英 15g。

分析：溃疡在十二指肠时，痛点多偏于右。由于部位及生理病理关系，虽病因属阴虚，痛时必在空腹，得食即能缓解。痛如针刺难忍，说明溃疡处受胃酸刺激。午夜后胃内食物已化尽，而为空腹，故痛势较日间尤甚。病属肠胃阴亏，肝失阴液之柔润，以致烦躁易怒。纳可食频，口干思饮，便如球，尿黄少，皆属阴亏之象。舌光红少苔，脉细弦或数，均为津液虚亏、全身气阴两竭之表现。

在治疗上，应以气阴双补为主，使阴生肝柔痛止。方取甘草与生白芍合化为阴，阴充则肝柔，诃子肉酸涩，致溃疡面收敛，肉苁蓉温养肝肾，润肠并调畅气机，蒲公英清血分之热。

（二）胀痛型

主证：脘腹胀痛偏右，空腹及黎明时痛显，恶心口黏，不思饮食，乏力或气短，便干溏不定，或便黑如油。素嗜茶酒或暴饮凉水。舌胀暗，苔湿厚腻，脉细滑或缓。

辨证：积湿伤胃，运化受阻。

治法：扶脾益胃，温中化湿。

方药：生姜 30g，诃子肉 10g，干姜 30g，炙白椿根皮 10g，甘草 30g。

便秘加肉苁蓉或芦荟，气短加升麻，口干思饮加海蛤粉。

分析：脾胃已至并伤阶段，且已不欲饮食，故治疗以扶脾益胃作为重点，即化湿亦须采用温药。方中以生姜和胃，干姜温脾，佐以甘草达到辛甘化阳、补益中气而复脾运之功。诃子肉酸涩生津，同甘草合化为阴。炙椿根皮协甘草使便血自止。诸药同使脾胃健，升降调，水湿自化，符合温中化湿法则。

以上四型，凡辨证准确，随症灵活用药者，切病效优。此外患者还需改掉偏嗜偏好之习，尚可痊愈，否则疾病极易复发。

治疗颜面神经麻痹的经验

颜面神经麻痹，临床表现为口眼㖞斜，同侧面神经麻痹瘫痪，前额皱纹消失，睑裂增大，鼻唇沟变浅，面部被牵向健侧等颜面变形症状。该病证多局限于面部，而不合并半身不遂。因此诊断时绝对不能与脑血管疾病相混淆。颜面神经麻痹俗称"吊线风"，以脉络阻滞而为病。其成因虽多由外风袭络，然致病则必根由内虚，而有素体气虚与气阴两虚之不同；另外，久嗜茶酒、生冷肥腻而湿邪内蕴，亦易招致外邪而为病。所以治则应以调整机体、消除内因为重点，而将疏散风邪、通经活络置于次要地位。

兹将本病的辨证论治方法介绍如下。

一、虚证

1. 气虚风袭

主证：突然口眼㖞斜或先感患侧疼痛，口不渴，尿清，便或溏，纳差或如常。舌质淡，苔薄腻，脉象细缓。

治法：益气疏风。

方药：生黄芪 30g，防风 15g，全蝎蚣一条。水煎服。

病案 1

郑某，女，35 岁，医师。初诊日期 1971 年 3 月 27 日。

昨晨起觉左半面麻痹，照镜后见口眼㖞斜。口不渴，舌淡，脉细。乃阳气不足，外为风袭。治宜益气温经，疏风散邪法。

处方：生黄芪 30g，防风 15g，白附片 9g，细辛 3g。水煎服。

3 月 30 日二诊：药服 3 剂，口眼即复正。

2. 气阴两虚，脉络失养

主证：突然口眼㖞斜，或发前患侧疼痛，素嗜茶水，今反不欲多饮，口干舌燥，便干秘，尿时浊，夜尿多，纳少神疲，寐不和。

治法：益气养阴，和血通络。

方药：生黄芪 18g，当归 6g，槐米 15g，防己 12g，肉苁蓉 30g，钩藤 15g。水煎服。

病案 2

韩某，女，72 岁。初诊日期 1980 年 10 月 10 日。

同年 9 月 21 日左耳根痛，午睡起发现口眼㖞斜，目不能闭，口流涎，素嗜饮茶，今不渴，夜尿多，大便干，胃纳少，头颠不舒，血压 180/110mmHg。舌暗红，苔白腻，脉弦滑少紧。证属高年气阴两虚，脉络失养。治宜益气柔络。

处方：生黄芪 18g，当归 6g，槐米 15g，瞿麦 10g，甘草 3g。水煎服。

10 月 20 日二诊：药后自觉病势大减，食纳二便俱好转，血压 150/100mmHg。舌暗红，苔白厚腻，脉紧除，呈弦滑动数。上方有效，继服之。

12 月 15 日三诊：两个月来，每日服药从未间断，口眼已复正。舌转暗淡，苔薄白少津，脉细弦滑动。为心肾气阴尚未充实之象。再以参茸卫生丸每晚半丸，常服以作善后。

二、实证

1. 寒湿困脾，脉络受风

主证：口眼㖞斜，患侧恶风，素嗜凉饮，今不渴，腹胀楚，胃纳呆，便或溏，身疼痛，疲乏无力。舌淡体胀，苔白厚腻，脉沉缓怠无力。

治法：运脾化湿。

方药：苍术 15g，麻黄 3g，莱菔子 15g，甘草 18g。

病案 3

张某，女，55 岁。初诊日期 1981 年 4 月 27 日。

右侧面瘫面肿两周，便可纳差，舌淡苔腻，右脉缓弦少大，左沉弦缓关有力。证属脾胃寒湿，治宜运脾化湿。

处方：生黄芪 18g，苍术 12g，车前草 30g，诃子肉 6g，肉苁蓉 30g。

5 月 4 日二诊：上方服 7 剂，食纳明显增多，头痛恶风，口发紧，腰冷痛，舌苔薄白，脉缓弦，左滑动。乃阳气内虚，为寒湿所伤。

处方：苍术 18g，制川乌 6g，黑豆 30g，生芪 30g，全蝎 6g，钩藤 30g。

5 月 18 日三诊：上方连服 14 剂，腰冷痛消失，面目复原。嘱停药静养。

2. 内蕴湿热，外受风袭

主证：口眼㖞斜，面肿潮红或感麻木，素嗜多饮，便秘溲赤。舌质暗红，苔黄厚腻，脉弦滑数。

治法：清热利湿通络。

方药：蒲公英 30g，玄参 30g，钩藤 18g，甘草 15g，木通 9g。

病案 4

陈某，男，41 岁。初诊日期 1974 年 4 月 30 日。

口眼㖞斜已月余。曾经中西药物针灸理疗多法治疗，迄无好转。素嗜凉饮，今仍渴饮不休，尿常赤热，面色潮红。舌红而苔甚腻满布，脉弦细滑，此乃内蕴湿热，外受风邪。治宜清利疏痹为法。

处方：蒲公英 45g，玄参 30g，钩藤 45g，甘草 30g。

5 月 3 日二诊：上方服 3 剂，自觉颜面松活，仍多饮，除面、舌红已退外，舌胀苔腻、脉弦细滑等如前，是湿积犹在、气机仍阻之故。治宜前方化裁。

处方：蒲公英 30g，玄参 30g，木通 9g，钩藤 45g，甘草 15g。

5 月 21 日三诊：药服 18 剂，渴止尿畅，面目复正。嘱其淡食节饮，停药调养。

许老认为颜面神经麻痹，从其病机来看，不外虚实两途。实证多由积湿阻络，无论是湿热还是湿浊，必是阻碍局部血脉流畅，颜面才能受邪，故祛湿化浊是为基本大法，以湿除络和，则外风无附，有时不疏亦可自去。而虚证之须疏风者，更多是在大力扶正之同时而兼予行之，方可奏效。故在治疗颜面神经麻痹时，单独使用疏风之法是难以获效的。

本病初期不主张用针刺疗法，以避免加重颜面神经的损伤。许老治疗颜面神经麻痹所致口眼㖞斜，不是汲之于散风牵正，而是通过辨证，了解到痰阻脉络是颜面气虚的内因。祛痰则络通，为治口眼㖞斜开辟了新的途径。用推化法二三诊后，湿浊已下，应变方加用补气养血之味，加强扶正祛邪之功。

治疗慢性复发性口腔溃疡的经验

慢性复发性口腔溃疡（以下简称口腔溃疡），是常见的口腔疾病，由于口腔黏膜经常发生散在的孤立的小溃疡，因而进食说话就引起刺激状疼痛，病情反复发作，时好时坏，长年累月久治不愈，给患者带来极大的痛苦，有的患者屡用中西药物及各种疗法，效果均不够理想。许老运用中医中药辨证论治，通过临床反复实践，疗效尚称满意，现将治疗点滴体会总结如下。

一、口腔溃疡病因病机的探讨

口腔溃疡多发于口腔黏膜上的舌颊唇喉等处，中医简称为"口疮"。从表面乍看，因其与红肿痛溃之疮疡相似，故中医亦常以"诸痛痒疮，皆属于火"作为论据，分为实火与虚火两证两型，从火论治。虽有时亦能获暂时的疗效，然却不能控制其复发。通过临床切实观察，有部分患者的症状表现除有口腔溃疡处，多伴有不同程度消化方面的障碍，而临床医生治疗多停顿在急则治标阶段，鲜有从病理方面做探讨论治者。

应知口腔黏膜为整体组织的一部分，口腔黏膜因有丰富的大小腺体，能分泌大量消化液，其作用除保护黏膜表面润滑外，主要是帮助消化食物，这就是中医所说的津液的一部分，故口腔溃疡的形成无疑与津液病理异常有密切关系。

津液的生成反映机体的水液代谢过程顺利与否，直接与肺脾肾三脏有最大的关系。如果脏器功能异常或为内外之邪严重干扰如水湿伤脏，或脏腑之功能低下，而破坏这一整套正常生理功能，则必导致水邪的停潴，浮游于细胞及组织之间。由于口腔及舌含有丰富的腺体，分泌大量津液，水邪充斥于黏膜之下造成口舌的黏膜发生肿胀，口腔内的容积缩小，咀嚼和语言动作均易使黏膜破坏而形成溃疡，故临床上常见素嗜茶酒或暴食生冷之人易患本病。口腔溃疡虽然表现为局部病变，但其产生实乃与脏腑及全身情况有密切关系，治疗上必须从整体观念出发，通过辨证，全面加以考虑，方能取得更好的疗效。

二、辨证分型与论治

本病既知是黏膜积液水肿进而破坏所形成，而积液聚水之来源又与肺脾肾三脏之虚亏有密切关系，在邪实正虚的具体情况下结合脏腑见证，临床上最常见者有脾肺湿热及肾虚寒湿两大类别。

脾肺湿热又有湿盛或热盛之不同，肾虚寒湿则有单纯及累及他脏而兼见他证之异，故治疗上就必须分别对待。

脾肺湿热型：热重湿轻者，治以清热为主兼以化湿，常用清热药物如蒲公英、胡黄连、木通之属；湿盛于热者，治疗上化湿为主清热为辅，常用化湿药如苍术、麻黄、薏苡仁、云茯苓、生甘草之辈。

肾虚寒湿型：脾肾双虚者，治以温化寒湿，重点健脾化湿兼以温肾散寒。常用健脾化湿的药物如干姜、吴茱萸、草果、香薷、苍术、麻黄、生甘草之品；属心肾不足者，治以强心益肾，重点以益肾为主辅以强心。常用药物如乌附片、桂枝、干姜、肉苁蓉、鹿含草、鹿角霜、甘草诸药。

再根据年龄、体质、兼症等不同随证斟酌遣方，如湿积有形黏着滞肠、便下不爽者，则加重胡黄连用量；脘闷腹胀则加莱菔子；肝热便秘选加芦荟、瓜蒌；脾气虚者加重量之生甘草；阴虚咽干则加诃子肉；疮口不易收敛者加五倍子等。千万不要泥守于一方一药。

1. 脾肺湿热型

本型是脾肺两脏为湿热所郁，其成因多与素嗜茶酒、过食辛辣或茶饮生冷等有关。邪郁日久则两脏功能衰疲，病势遂益嚣张，以口舌红肿热痛之症状较为突出，一遇破伤则形成溃疡，热盛则局部痛剧，湿甚则局部肿甚。以此为别，两者均为实证。

（1）热胜者

特征：口舌黏膜溃破，烧灼疼痛，素嗜辛辣生冷或经常暴饮凉水，便欠爽，溺赤黄。

舌象：舌胀暗红，边光绛，苔湿腻黄厚。

脉象：弦滑有力。

辨证：湿热蕴结，热重湿轻。

立法：清热利湿。

方药：胡黄连 18g，蒲公英 30g，五倍子 9g。

方解：嗜饮茶酒，偏食辛辣生冷或暴饮凉水，直接挫伤脾胃，致使脾失健运不能散精，肺失通调不能利水，郁积生热，湿热互阻，热邪偏盛，湿聚不去。正常输布之津液自然阻郁，终致黏膜肿胀，故口舌破而灼痛，舌胀暗红。尖边尤绛，苔湿腻属脾难运，或见黄厚则又为湿积于胃化热所致，脉弦滑有力为湿热内蕴，肝气失调之象，治以清降导利之法。方用胡黄连苦而大寒略具酸味，苦降寒轻，酸可致津，推泻导降胃肠之湿热，力专效宏作为主药，配以苦甘寒之蒲公英，以清解血分之毒热，消除口腔唇舌之红肿。唯溃疡已成，口舌等处此伏彼起，疮面愈合不易，病非一日，故佐以酸涩之五倍子，收敛疮面，又能助胡黄连渗津润燥而止痛，证属热盛于湿之实证。治必以清热导湿祛邪为主，邪去正即可复，此为正治之法。

病案 1

杨某，男，34 岁。1974 年 7 月 9 日初诊。

患口腔溃疡已二十余年，经常发作，此伏彼起，终年不已。近又发热，口渴饮凉不止，食佳，嗜酸，便干，尿时现浑黄，舌边尖红，苔满腻中根厚，脉细滑数。

辨证：湿热蕴结，热重湿轻。

治法：清热化湿。

处方：胡黄连 15g，蒲公英 30g，生甘草 30g。

药服 6 剂，口疮愈合，发热口渴诸症均除。舌苔少退仍湿腻，脉右弦滑左滞，治以化湿导滞为主，以善其后。

处方：胡黄连 15g，苍术 18g，麻黄 6g。

（2）湿盛者

特征：舌唇黏膜溃破，局部肿胀，痛微食少，素嗜茶酒或饮凉，口干不渴，便溏欠爽，小便清长。

舌象：舌胀湿苔白腻，质暗红或尖绛。

脉象：滑少弦。

辨证：脾湿火浮。

立法：化湿清热。

方药：胡黄连 15g，苍术 18g，生甘草 30g，麻黄 6g。

方解：素嗜饮凉，水湿伤脾，脾为湿困，则食少便溏，口干不渴，湿邪蕴积，气机被遏，脾难散精，水邪流溢周身，脾虚则肺弱，通调受制，水湿亦难排除，遂致水邪内聚，黏膜水肿；舌胀苔白湿腻乃胃为湿邪所阻，化降不易湿停使然。嗜茶酒者，舌质多呈暗红；湿郁化热，浮火上潜则舌尖必绛，脉滑为湿阻，病久则肝郁，故脉来兼弦，水邪为病。治应化湿以祛邪，蕴久则火浮，热虽不甚亦需兼清，故用胡黄连祛湿清热使湿热并去，用苍术升脾、麻黄宣肺，功专化湿作为对证之施，水邪郁甚正气必伤，故以重量之甘草作为益气健脾之主力。本品补而不腻，清而能利，与诸药协力有相得益彰之妙。

病案 2

齐某，男，31 岁，某厂工人。

患口腔溃疡已十余年。1958 年起口腔黏膜及舌面多处经常发生溃烂，伴有神经衰弱，终日头晕耳鸣，疲乏无力，睡眠不佳，记忆力差，用西药治疗未效。1970 年起口舌溃疡加重，此伏彼起，连续不已，中药连服百剂不愈，各种治疗方法试用殆遍，均无起色。1973 年 2 月 25 日乃请会诊。

症见：头晕胀，夜卧不安，多梦耳鸣，恶心不吐，食欲不振，素嗜茶水，近反不渴。大便每日一行，不畅。舌胀湿，舌面及口腔黏膜多处溃烂，脉沉细无力，左滑弦尺独盛。

辨证：寒湿伤脾，积湿滞肠。

治法：健脾化湿，推降导滞。

处方：苍术 9g，麻黄 6g，胡黄连 9g，生甘草 30g。

上方服 7 剂后复诊，口腔溃疡痊愈、头晕胀、恶心等诸症消失，舌苔复常，脉弦滑，以肥儿丸 180 丸，每服 3 ～ 4 丸，以作善后。

1975 年 11 月 26 日追访，停药后至今并未再犯，已告临床治愈。

病案 3

白某，7 岁。1980 年 6 月 23 日初诊。

舌前有一溃疡，向下陷，系去年 10 月份发生，初服清热泻火中药不愈，继服西药亦不减，曾怀疑癌变做活体检查未获结果。八九个月来疮面有向深处发展趋势，疼痛难耐，中西药物杂投及一切单方外敷治法均是愈治愈重。刻下形成糜烂，舌淡根剥脱，便秘如球，脉细弦数，素嗜生冷且喜饮水。此水湿伤脾，治宜推化。

处方：胡黄连 9g，当归 9g，干姜 6g，甘草 15g。

6 月 27 日复诊：方服 3 剂未泻，舌根之剥脱苔退。脉转弦滑数，仍予前法。

处方：胡黄连 15g，腹皮 3g，甘草 15g。

7 月 11 日三诊：药服两周得畅泄泻，疮面愈合，纳佳，二便复常。嘱加强忌口以防复发。

2．肾虚寒湿型

湿聚成邪，肺脾受阻，经久不愈，累及于肾，肾气为湿邪所困，阳虚无力化水，水湿泛溢，口舌之破伤益难痊愈。轻者兼见脾虚不运，重则心气亦衰而兼见肢冷心悸形证，故临床又分为脾肾双虚与心肾不足两型。

（1）脾肾双虚

特征：口舌黏膜溃破，持久不愈，不红不肿甚或不痛，食少不渴，腰痛体倦，便溏溲清。

舌象：舌淡苔湿水腻。

脉象：细滑或缓急。

辨证：脾肾阳虚，寒湿不化。

立法：温化寒湿。

方药：干姜 30g，甘草 60g，苍术 12g，麻黄 3g。

方解：证属脾肾两虚，脾虚失运则食少不渴，体倦无力，便溏溺清。同时因肾虚无力化水，肾为水困，水停成邪，充斥于机体细胞与组织之间，而口舌黏膜常为水渍，故不但易破，而且难以自愈，破而不敛，不红不肿甚或不痛，此为其特点。苔湿水腻为脾肾既虚，又为湿困所致，脉来细滑或缓怠为脾肾功能低下，体力虚弱之表现。湿虽是导致本病之因，但并不属于发病的主要矛盾，必须以大力温中复脾作重点，以增强机体之活力，使脾气恢复肾气即强，湿邪即可自化。脾复则胃强实即为扶肾之要法，方中以干姜辛温之大力，重点温中复脾，甘草虽为补中，实乃益气之药，量大力专，协同干姜以达温中益气之要求，苍术升脾，麻黄宣肺作为配伍，使脾既得温补，脾肺健则湿邪即除。邪去复正，疾病自愈。

病案 4

乔某，女，23 岁。

患口腔溃疡此伏彼起，持续不已近 20 年。近数月口腔多处溃疡，时有作痛，纳食尚可，唯不知味，素嗜辛辣，贪饮凉水，大便干结日一行，舌尖独红，苔满湿腻，脉滑动，右细弦动，寸冲。

辨证：寒湿成伤，脾肾虚寒。

治法：温补脾肾兼以生津敛溃。

处方：淫羊藿 30g，生甘草 45g，五倍子 9g，诃子肉 9g。

药服 3 剂，口腔溃疡大部愈合，便爽每日一行，此为脾肾阳气有复；舌苔水白，脉沉细滑，乃气虚而寒湿未尽；右脉兼动为正虚不能胜邪，尚需加大温补兼除余邪。

处方：淫羊藿 30g，生甘草 45g，干姜 15g，香薷 12g。

药服 5 剂，溃疡痊愈，诸症消失，停药观察四月余，病未复犯。

（2）心肾不足

特征：口舌黏膜溃破，经久不愈，无甚痛肿，肢冷乏力，心悸气短，食少不渴，便溏溲频。

舌象：舌质淡，苔薄白。

脉象：细弱或迟。

辨证：肾虚水困，心气不振。

立法：强心益肾。

方药：乌附片 30g，干姜 15g，生甘草 60g。

方解：本证为肾虚无力化水，反为水困，久而肾气大衰无温煦之力以振奋心脾，致使心脾并衰，食少不渴，便溏溲频，乃机能活力减弱，故肢冷无力，气短心悸为机体兴奋性降低，血流减慢，气血失畅，正常肾之水精输布无权，水液不化，聚留体内，口舌黏膜水肿溃破不愈，如久延失治或屡用苦寒挫伤正气，必导致心肾衰败。舌淡为虚寒之故，苔白为脾胃虚衰，脉细弱或迟乃心肾阳虚。

治病求本，非强心益肾不足以挽回颓势，方以乌附片强心温肾，以干姜温脾，二药并用，峻补回阳，使心脾之虚衰得肾气温煦之力而复健，佐以甘草合辛化阳，复阳以益气，阳气得复，水液即化，口疮自能痊愈。

病案 5

梁某，女，34 岁。1974 年 8 月 13 日初诊。

患口腔溃疡已年余，此伏彼起持续不断，食少心悸，嗜蒜及酸，小溲发黄，便干如球，白带黏多，舌淡体松有深裂，苔水腻，脉沉细滑动，右寸关弦。

证属心肾不足，湿郁难化，治以温补肾阳兼以生津润便。

处方：淫羊藿30g，鹿角霜9g，肉苁蓉30g，鹿含草15g，诃子肉9g。

8月27日复诊，药服7剂，舌裂已愈，苔剥脱，口疮仅左颊处尚未完全愈合，心悸偶作，大便已润，二日一行，白带量减，经期已届而未至，脉转沉弦缓，湿郁未尽，治以推泄湿积。

处方：胡黄连15g，生甘草30g，五倍子6g。

上方服27剂，口疮痊愈。

结语：由于病机病理的探索，已知本病属于水邪停留黏膜下肿胀所致。虽有时亦有红肿热痛的形证，则与急性单纯之由火热成病者有异。故必以化湿为主，又悉以停湿之来源，由于气化过程有障碍，是脾肺肾三脏的功能失调所形成。至于是水湿伤脏，或脏虚所致之水停，就必须切实辨证了。

许老在接诊大量口疮病患者发现，他们都有不同程度的消化方面的障碍。但是，这样实质样的线索，大多未引起医生们的注意，因而不能从本质上去求解，导致本病一直停留在急则治标阶段，有时甚至长期溃烂，求暂时的愈合亦不可能。

以上在辨证分型上，仅以实邪和正虚方面为分类，实邪又分为热胜和湿胜，正虚则分为脾肾双虚和心肾不足，共为四型。但实际临床所见，由于年龄、病程、体质强弱等方面的不同，以及虚实夹杂所表现出来的形证，有时就超出这四型的范围。只要从四诊做出精详的辨证，亦能运用这四型的规律。不过有其他杂病之兼有口疮者（如白血病危期、紫斑病、白塞氏综合征）则是别的症状明显，口疮只占次要地位，就须以治疗其他疾病作重点，不能汲汲于只清口疮，这是应该强调的。

许老在多年的临床实践中，治疗了大量的顽固性口腔溃疡，之所以能取得这样显著的疗效，就是遵从前贤的经验"口疮连年不愈者，此虚火也"，以及"口疮白，脾脏冷"的记载，并结合自己多年的临床体会，形成了自己一整套的治疗方法。尤其对于"湿浊"这一理论的研究体会精深透彻。整个消化道黏膜完全肿胀，自上而下悉皆水肿，不除湿利水，病是难以根除的。故采用胡连汤以推化积湿、通其二便。同时患者要力戒茶酒、饮冷、辛辣，不使水液蓄积，就可以阻止其反复发作。许老将这一独到见解运用于临床实践，治疗了大量口疮，均收到满意的效果。

口腔溃疡的治疗不但要重视全身辨证，也要重视局部辨证。对于"溃疡期"局部辨证尤其重要。而溃疡趋于愈合时，则以全身辨证为主。用药要注意主次缓急，标本兼顾。针对患者机体状况，用益气健脾、调理脾胃、补肾养阴，乃至温中化湿、强心益肾等法，以调理其脏腑之间的功能和调补因久病造成的虚损，对控制其复发、巩固疗效则大有益处。

验案精选

治愈持续高热病一例

1979 年 10 月 17 日，北京空军某医院会诊。

张某，男，24 岁，湖北省机械三厂工人。患者于同年 7 月 30 日因肾类病住院（蛋白 +++）。8 月 27 日开始发热 4 天。考虑病毒感染，用抗生素后热退。10 月 4 日，无任何诱因体温增高，维持在 38.7～40.3℃，已达十余天之久，用各种抗生素均未见热退。10 月 17 日请许老会诊。患者平素嗜食辛辣，生葱、生蒜等。纳少，不渴，便爽尿畅。

诊查：双肺底可闻散在性小水泡音，以右下肺显著，胸片显示右肺野呈片状阴影。舌暗少红，苔白满极薄。脉左弦滑数，右寸细弦数。

辨证：素嗜辛辣，日久成疾，积蕴不化，肺虚失健，故邪乘虚而积留。

治法：推化湿浊，清热利水。

处方：桔梗 15g，冬瓜子 30g，瓜蒌 15g，地骨皮 30g，生白芍 12g，生甘草 18g。水煎服。

10 月 20 日复诊，药服 1 剂，热即退至 37.8℃，服 2 剂体温已降至正常，服 3 剂脉数除，舌生新苔，二便有热感，唇干口湿。此湿犹未尽，仍用清肺利湿之法为治。

处方：玄参 30g，地骨皮 30g，白茅根 15g，石斛 15g，生甘草 18g。

药服一周，体温复常，尿蛋白（＋），自觉病情好转，身体舒适，随即出院。

按：本例原为肾炎患者，高热达 14 天之久，热必耗阴，却只唇干而口不渴犹湿，结合素嗜辛辣葱蒜等，已造成湿浊实邪之滞结，持续高热是属机体自动祛邪之反映。正是由于肺虚不能将湿浊祛出，此体弱邪盛，不能自将湿邪化热以祛出，逐渐造成高热持续局面。邪实是矛盾的主要方面，祛邪扶正，虽应双管齐下，除邪方能正复。治仿千金苇茎汤治肺间痈脓者，祛此湿浊，作为方药之主体，而以芍药甘草酸甘合化以护肺阴，服药后浊得化，气道利，肺气健，此即高热得退之机理。

其复诊时，二便热盛，说明肺恢复宣降通调后，热随二便下输。脉转弦滑是机体犹对下输之湿浊再作一番祛除，现唇干口不渴，已知津亏湿存为新的机理。按照实际情况，脉已弦滑，湿已祛尽，邪去津伤，故第二方改用养阴清热法，服药后邪去正复。

回忆初诊时四诊检查后，依舌脉及素嗜为辨证，已知病属湿浊蕴积，邪实为病，高热为机体祛邪之表现，究竟邪存何处？以二便及饮食兼证看来，明知不在泌尿及消化两系统，根据高热日久，面色不赤，口不渴，肤色不红，湿邪更不在血分，况又不见咳嗽、咳痰等症状，亦不敢只认邪在肺。然在右手之寸脉之独细为论，不但可知肺气偏虚，依病趁虚而入一贯成病规律，湿邪在肺已无疑。结合听诊，两肺底可闻散在小水泡音，正说明气管内积有水湿之邪，胸片又示片状阴影，这都是肯定的依据。

化湿清热法治愈季节性高热六例

病案 1

王某，男，49 岁。初诊日期 1984 年 8 月 11 日。

现病史：患者发热，体温 39℃左右持续七日不退，经某医院注射退热剂，服西药，体温仍未见降低，咽痛，口不渴，食纳差，溲黄，大便干，日一行。

诊查：舌胀苔满湿腻，脉弦滑数有力。

辨证：内蕴湿热，外感风邪。

治法：散风清热，化湿降浊。

处方：蒲公英 30g，苍术 12g，麻黄 6g，生大黄 12g。

二诊：服药 2 剂，服第一煎后即汗出，大便得泻，体温降至 38℃。服第二煎后咽痛除，体温降至 37℃左右。次日继服第 2 剂，体温恢复正常。舌苔薄腻，脉弦数除，转为滑缓，食纳增多，停药静养。

病案 2

柴某，男，6 岁半。初诊日期 1984 年 8 月 5 日。

现病史：突发高热两天，体温由 38℃逐渐升高至 40℃，咽痛，口不渴，咳嗽，痰黏难咳出，脘满欲吐，不思食，素嗜生冷，溲黄少，大便今日未行。

诊查：舌胀苔薄湿腻，脉细弦滑数。

辨证：内外寒湿合邪，脾肺失于升宣。

治法：急须汗下双解。

处方：蒲公英 15g，苍术 10g，麻黄 2g，元明粉 6g（先冲服）。

二诊：服药 2 剂后体温下降至 37℃。大便未泻，舌尖红苔未变，脉滑数，仍有咳嗽欲吐症状，治亦应先和胃导降。

处方：豆豉 15g，白芷 3g，前胡 10g，生姜 3g，元明粉 10g（先冲服）。

三诊：药服 2 剂，虽服元明粉后仍是恶心，但大便得泻，掌心尤热，体温正常，乃滞积亦动，舌苔薄腻，肠胃尚未泄净，故脉细滑少弦。治宜再予推化。

处方：白芷 6g，干姜 15g，胡黄连 6g，当归 6g。

四诊：服药 2 剂，咳嗽咳痰、恶心欲吐均除。

病案 3

郭某，男，74 岁。初诊日期 1984 年 8 月 5 日。

现病史：高热，体温 38℃以上十余日，服多种中西药及注射退热剂，热仍不退，咳嗽咳痰黄黏难出，胸痛，咽痛，口渴饮多，思凉饮，脘满闷，食纳少，溲短赤，大便秘 7 日未行。

诊查：面红目赤，舌暗红，舌苔满黄厚腻，脉弦滑数有力。

辨证：肺胃素蕴湿热，外感风邪。

治法：表里双解。

处方：蒲公英 30g，苍术 12g，麻黄 3g，生大黄 12g。

二诊：服药 2 剂，汗出便泻，热退至 37℃，咳嗽明显见轻，胸脘满闷，面红赤均除。舌苔满腻，脉弦滑，仍宣散推化湿浊。

处方：干姜 30g，白芷 10g，豆豉 30g，熟大黄 10g。

三诊：上药服 3 剂后，咳嗽、胸脘满闷均除，舌苔薄白，脉静。

病案 4

韩某，女，4 岁半。初诊日期 1984 年 8 月 9 日。

现病史：患儿家属代述，十余天前突发高热，起初体温 38℃左右，服西药及注射退热剂后，体温下降至 37.8℃，半日后，体温升至 40℃，呕吐不能进食，又服中西药体温仍不降，便秘，溲黄，倦怠。

诊查：精神萎靡，烦躁不宁，舌湿腻，脉滑数。

辨证：湿浊中阻，外感风邪。

治法：化湿降浊，清热解毒。

处方：苍术 10g，麻黄 3g，蒲公英 10g，元明粉 10g（先冲服）。

二诊：服上药 1 剂，汗出便泻，热退至 36℃，舌苔薄白，脉转细滑，久病体弱，邪去正未恢复之象，治宜改用和中。

处方：焦三仙 18g，藿香 6g，白芷 3g，甘草 10g。

三诊：上方服 4 剂后，体温恢复正常。

病案 5

张某，女，30 岁。初诊日期 1984 年 8 月 23 日。

现病史：昨日突发高热，体温 38.5℃左右，口不渴，全身酸痛，脘腹不舒，大便干，三日一行。

诊查：舌胀苔厚腻，脉弦滑数。

辨证：素蕴湿浊，外感风寒。

治法：汗下双解。

处方：蒲公英 30g，苍术 10g，麻黄 6g，生大黄 12g。

二诊：服药 1 剂，大便得泄，量不多，汗出未彻，热减至38℃，舌脉未变。上方继服 2 剂，得大汗，大便泻出黏物量多，体温恢复正常。舌苔薄腻，脉滑。许老叮嘱患者勿药，饮食调养。

病案 6

王某，男，8 个月。初诊日期 1984 年 8 月 3 日。

现病史：据家属述，发热已三天，热至 39℃ 左右，服西药、注射退热剂，发热未见减轻，不欲食乳，溲黄，大便干。

诊查：腹胀如鼓，舌净，脉滑数。

辨证：积湿不化，外感寒邪。

治法：疏风散寒，化湿导滞。

处方：苍术 3g，麻黄 1.5g，六一散 10g，元明粉 10g（先冲服）。

二诊：服药 2 剂，服第一煎后即汗出，便泻如水样，热退，腹胀除，一切复常。

按：以上六例，均属夏末秋初，内蕴湿邪，外感内寒，属于表里合邪，独见高热为突出，六例中年龄最高者 74 岁，最小者 8 个月，由于均有表里合邪，病机大致相似，均以苍术麻黄疏散寒邪为主，又因其内蕴之邪，有水湿、食滞、湿浊、湿热之不同，虽然均有推降祛除里邪之药，但具体配用之泄药，则又因舌苔脉象之各异，许老又分别采用不同的治法：舌苔厚腻兼大便干者用胡黄连或生大黄泄浊；舌苔湿腻兼大便不爽，用元明粉泄水、祛湿。总之用药虽不相同，然均以对证为治。

本病无论是外貌的相似，还是内蕴邪滞的差异，其标象均为高热，均属机体祛邪的机理，万不能只认为是病邪而大力去压抑。所以六例中多数都用过退热剂，但热势不减，而服此中药立刻明显退热见效，则是许老辨证准确，选药精当，助正祛邪。汗出高热即除，至于舌湿、脉滑为水湿之停阻，舌红苔腻、脉弦滑为湿积化热，舌苔腻、脉滑弦为湿积等的细微区别，则又是论治时的严格界限。何况本病多属发热突然，即说明表里合邪互结，虽应采取双解，但总的意图是力求退热，许老故采用"通和宣"双管齐下的治法，给我们指出治秋凉暑湿合邪，急性发热的特殊方法。

辨治咳痰喘举隅

病案 1

王某，女，56 岁。初诊日期 1982 年 11 月 5 日。

现病史：咳痰白黏量多，易咳出，喘鸣，胸憋气促，食纳后尤其口渴饮多，大便日一行不爽，溲短黄少，素嗜茶水，嗜咸，常感口淡无味。舌淡暗，欠津，少苔，脉象沉缓稍弦。既往史：气管炎十余年，久治不愈。

辨证：水湿中阻。

治法：温脾宣肺。

处方：苍术 15g，甘草 18g，麻黄 1g，干姜 15g。

按：本例病史长久，患者素嗜茶水暴饮，伤及中阳，因虚而水湿中阻，形成咳痰喘证，故治以温脾之阳，阳复则湿痰自化。

病案 2

李某，男，40 岁。初诊日期 1982 年 2 月 12 日。

现病史：咳嗽痰白黏，量不多难咳出，胸闷憋气，气促似喘已五年，近日加重，不能活动，动则喘甚（由三人挽扶来诊），食纳差已久，大便日一行，溲黄少。暴饮成习，素饮冷水。舌质暗，苔满黄腻，中根厚。脉象沉滑，关尺细弦。

辨证：湿痰中阻，蕴久化热。

治法：温化湿痰，推降实热。

处方：干姜 18g，甘草 30g，胡黄连 15g。

按：本例因痰湿中阻，聚久痰湿化浊，形成痰喘之证，寒湿为本，故非温不化，用干姜、甘草益气温脾化痰，胡黄连苦寒推降痰浊，以达到理脾化痰定喘之目的。本例患者，服上方 3 个月来复诊，基本获愈。

病案 3

孙某，女，40 岁。初诊日期 1982 年 9 月 2 日。

现病史：喘息气促，胸憋，咳痰稀白量多，面目浮肿，渴欲饮冷，素喜暴饮，食纳差已久，食后胸脘胀满，四肢肿胀，身重，乏力，尿少，大便日三行不爽，舌质胀暗，边尖红、苔满白腻。脉象滑。胸透示双侧肺气肿。

辨证：痰湿素蕴，阻痹胸阳。

治法：宣痹化痰。

处方：莱菔子 18g，当归 12g，半夏曲 12g，桔梗 6g，薤白 15g。

按：本例中阳虚衰，同时胸中寒湿凝聚，故喘息胸憋，不能进饮食，中阻不解，而脾阳衰少，运化无能，肺功能已低，痰阻气道，旧痰不能去，新痰不断生，壅聚不解。先用宣痹化痰，同时用振胸阳之薤白祛胸中寒湿，久病稍加活血，开提肺气。本例属于湿痰阻痹胸阳，心肺气机难展，故用药 15 剂喘平。

病案 4

丁某，男，50 岁。初诊日期 1982 年 10 月 19 日。

现病史：咳痰白黏量多，难咳出，气憋似喘，食纳差，食后脘腹胀楚，素嗜茶，尿黄少，大便稀溏，晨起难摄。舌质暗红，苔黄腻。脉象沉缓细少弦。

辨证：心脾两虚，湿痰中阻。

治法：温养心脾，化湿祛痰。

处方：乌附片 15g，甘草 60g，白芥子 15g，干姜 15g，生薏苡仁 12g，莱菔子 9g。

按：本例从舌脉显示心经阳虚已显，临床证候提示脾阳亏虚已久，用以附片、薏苡仁振胸阳以宣气机，干姜、甘草温脾，少用白芥子、莱菔子以调气和中，气机得畅，以复脾胃之运化，重在强心，亦应以扶脾胃为先。

病案 5

杜某，76 岁。初诊日期 1982 年 8 月 20 日。

现病史：咳嗽一年，痰多白黏难咳出，纳食后腹胀，阵作心悸，咽干，渴喜热饮，下肢乏力，浮肿已一年余，大便不爽。舌质淡，溃胀。脉右沉细弦动，左沉细无力。心电图示窦性心律不齐，室性二联律。

辨证：心脾两虚。

治法：温补心脾之阳。

处方：乌附片 30g，茯苓 18g，槐米 12g，党参 45g。

按：本例病程较长，肺心病已形成，而症状显示脾阳不振，水湿充斥，同时心经气虚明显，心悸，舌淡胀，右脉沉细弦动，左脉沉细无力。证属心脾两虚，用参附汤强心脾之阳，茯苓益气强心化湿，槐米软化血管有良效。

病案 6

朱某，男，12 岁。初诊日期 1982 年 12 月 17 日。

现病史：喘憋、夜间尤甚，两手前撑，两肩耸起，额部冷汗，气促语言不续，唇指紫绀，舌暗红松，苔花剥。脉细弦滑动。

辨证：心肾两亏，心气虚极。

治法：温阳益气强心。

处方：乌附片 30g，诃子肉 9g，干姜 15g，鹿衔草 30g，甘草 60g。

按：本例喘证频发，极危重，曾用激素喷雾剂，每夜需用一瓶。曾在某医院住院治疗，因用西药难以控制，遂出院来我院门诊。现仍喘憋甚，观其两手前撑，两肩耸起情况，加之额部冷汗，唇指紫绀，舌质暗红且松，脉见细弦滑动，此乃心肾两虚，尤以心气将衰为突出。实际肺、脾、心、肾均已虚极，难以维持。方内甘草、附子、干姜急以益气温复脾胃之阳，以补气强心，诃子肉、鹿衔草强肺肾为辅。本例虽证重，经用大力量之药剂而得缓解。

病案 7

温某，女，50 岁。初诊日期 1982 年 11 月 8 日。

现病史：咳痰量多稀白易咳出，胸憋气促似喘，阵作心慌，纳可，二便正常，素嗜茶及瓜果。舌苔根黄腻，脉细缓，左寸冲。既往气管炎七年，四季频发。

辨证：水湿阻痹心阳。

治法：宣痹化湿通阳。

处方：薤白 15g，茯苓 30g，瓜蒌 15g，桂枝 15g，清半夏 12g。

服药后喘平咳止，再以温补心阳之剂。

处方：乌附片 18g，干姜 30g，党参 45g。

按：本例气管炎病史已久，四季频发七年，素嗜茶已成积，先损肺脾之阳，使之气机失调，渐渐损及心阳，用薤白、桂枝振胸阳，理脾化湿痰之痹阻，药后喘平，再以党参、乌附片、干姜之属，温化强心益气获愈。

如果咳痰喘证是由于脾功能低下所形成，脾阳虚极，水湿蕴郁，本身无力推化，以致长期蕴脾，肺亦必衰弱，水湿久郁于肺，气道阻塞而形成哮喘。又脾阳久衰，势必累及肺肾阳气亏损，肺为肾母，脾为肺母，久则子盗母气，这些都是脾阳虚极的发展后果，肺脾肾三脏相继亏损，直至肺功能衰竭，此型喘证乃极重、难治的一种类型，其总的根源均在于脾。

病案 8

李某，男，48 岁。初诊日期 1982 年 8 月 23 日。

现病史：咳吐白痰量多，腹胀，不渴，食纳一般，尿正常，大便日一行。舌苔薄腻，中稍厚，脉滑。

辨证：湿痰困脾。

治法：温中和化。

处方：柴胡 9g，生白芍 15g，莱菔子 30g，甘草 18g，白芥子 18g，干姜 18g。

按．本例是湿痰困脾，脾气难升，用四逆散理肝脾之气机，使脾气得升、肝气得疏。干姜、甘草温脾以复阳，白芥子、莱菔子理脾燥湿祛湿痰，药后腹胀除，痰大减。

病案 9

王某，男，65 岁。初诊日期 1982 年 9 月 24 日。

现病史：咳喘 20 余年，近 10 年继续浮肿，4 个月来浮肿加重，多汗，关节屈伸不利。痰黏难咳出，气促似喘，感寒即发，大便日一行，嗜茶饮酒。舌质暗红，舌体胀，光湿，根有腐苔。脉沉滑有力。

检查：下肢凹性水肿，双膝关节发凉，不红不肿。行走时双髋双膝关节不能持重样外翻，汗多。

辨证：湿痰素蕴，溢流关节。

治法：益气疏化。

处方：苍术18g，生黄芪15g，防风6g，瞿麦10g，白芥子45g。

按：久病脾气已虚，用防风、生黄芪，益气宣湿；本方以白芥子为君，治寒湿痰饮之流溢；瞿麦治血分之水湿，以通调肺之肃降利湿。患者服上方7剂后喘平，痰减，汗止，纳转佳，渐向愈。

结语：

1. 咳痰喘证经临床治疗，如何进一步巩固疗效，防止复发，关键在于恢复脾胃功能，以及恢复脾肺升降之气机。因此许老常在咳喘平息以后，继续用药健脾，温中和化，使脏腑之间气机调和，祛除致病之因素，注意在日常生活中保持脾胃之阳，这也正是日常许老不让患者多喝水及嗜生冷暴饮等的缘故。脾胃正常运化，即达到无湿痰、水饮之停聚。中气充实，正气不虚，病安从来？

老年人为什么多发慢性气管炎证？许老通过长期的临床体会及大量的病例观察发现，不外乎青壮年时嗜好为多，平素生活失检，饮食不节，偏嗜"伤及中阳"之饮食，使脾胃之阳早衰。由此说明咳痰喘证，临床痊愈之后，还得加强脾之运化，防止复发。

2. 许老调理脾胃来治疗咳痰喘证是根据临床具体情况进行，十分灵活多变。不单在治咳痰喘证是这样，在治任何病或某一个阶段均离不开调理脾胃。许老强调治病是为了救人，如果病邪祛除的同时，人的正气也衰竭了，那还有什么治疗价值呢？

因此许老认为治病首先要保持脾胃之运化，如果饮食已不能运化，吃药也一样不能运化。因此在治任何病的任何情况下，许老都强调要保证脾胃功能正常运化，这是治好病的先决条件。

3. 脏腑在体内是互相关联而不能分割的整体。脾胃为后天之本，脾胃衰弱，则气血生化之源亏少，化生气血精微不足，不能滋养五脏。脾虚日久则气血亏虚，致心脾两虚；脾阳根于肾阳，如若后天不养先天，久则脾肾并衰；脾主升，肺主降，运化输布不足，脾肺失于升降；久病脾气衰，肝气是随脾气以升，中气下陷，肝气亦不能升。总之五脏六腑之间，互生互长，互相奉养，维持平衡，保持阴平阳秘，而脾胃之强衰关系着根本。在咳痰喘的病理变化中是这样的规律，其他病种亦是同一机理。

4. 在咳痰喘证全过程及各种合并症的治疗中，许老理脾法则用得相当广泛，手段也各有不同。以上所列举只是常用的几种代表方法，在具体到患者体质之强弱，病程之长短，病情之轻重，尤以当时其临床症状，结合四诊辨证分析其病机病理主要的矛盾，是选药组方的主要依据。若体实邪实，可用峻力祛痰、泄痰、降痰的法则；若体弱邪实，则用化降、疏化、温化等手段以理脾化痰。当正气已衰之喘证形成，则用扶正、补益、强心、温和等法，同时少用化痰理气之品。总之，许老理脾法则在咳痰喘证治疗中是常用的，尤其对善后调理脾胃更是不可缺少的法则。

治疗肺心病验案举隅

常某，男，40岁，住院号878277，1974年1月28日会诊病例。

现病史：自3岁起咳嗽痰多，每年秋冬犯病严重，经中西医药治疗症状可暂时缓解，夏季症状自行消失，可从事一般体力劳动。自1963年后不分季节经常犯病且病情加重，每次犯病心慌气憋不能平卧，下肢浮肿，曾出现三次腹水，同年做肺大泡切除及心导管术。1973年10月感冒后病复发，因喘咳心慌气憋无尿而住院月余，症状好转出院，诊为"肺源性心脏病"。出院后1个月又因感冒犯病，症状如故，于1974年1月9日急诊入院治疗。

检查：面部浮肿，呼吸困难，唇甲紫绀，颈静脉怒张，桶状胸，肋间隙增宽，右胸背部可见一条约30cm长之手术瘢痕，双肺可闻干性啰音，心率116次/分，双下肢轻度凹陷性水肿。

诊断：1.慢性肺源性心脏病（肺功能代偿期）；2.慢性喘息性气管炎合并肺气肿。

入院后经中西医结合治疗近3周，病情未见明显好转而急请会诊。

现症：颜面及下肢浮肿，全身发胀，咳嗽频作，痰多呈白沫状，胸闷气短，心慌气憋，唇甲轻度紫绀，皮肤瘙痒，不能平卧，胃脘胀闷，口干尿少，便溏日二行，素嗜茶水，舌暗稍胀，苔满白薄腻，脉沉细弦有力。

辨证：寒湿伤脾，痰浊阻肺，病久正虚，气血不足。

治法：健脾宣肺，温化寒湿。

处方：苍术 18g，野党参 30g，麻黄 6g，干姜 60g。

1974 年 1 月 29 日二诊：药服 1 剂，小便量明显增加，由每天 750mL 增至 1050mL，浮肿大减，胸脘舒畅，余症均轻，唯大便每日一行欠爽，舌象如前，脉弦已除，此乃积湿未尽，治宜前法加以推化。

处方：苍术 12g，胡黄连 15g，麻黄 6g，干姜 30g。

1974 年 1 月 31 日三诊：药服 3 剂，尿量续增，湿去痒减，口已不渴，纳食有增，舌如前稍润，此为湿减津回之象，但腿肿未全消，大便未畅泻，脉沉滑不起，此乃湿性重着阻碍气机之故。治宜温肾强心，大力推化湿滞。

处方：乌附片 30g，胡黄连 24g，麻黄 12g，细辛 9g。

1974 年 2 月 4 日四诊：药服 3 剂，尿量继续增多，每天尿量达 2250mL，食欲良好，大便日四五行量不多，舌暗红稍紫欲光，脉沉细滑。此为气化归常，湿积速去，气阴难免有伤，故继以养肝护阴、强心益气之法予以扶正。

处方：生白芍 30g，生黄芪 30g，生甘草 9g，乌附片 15g。

1974 年 2 月 8 日五诊：药服 4 剂，一般情况良好，浮肿全消，胸闷气短心慌诸症均除，脘舒纳食正常，舌暗苔薄腻，脉细滑，两肺尚可闻少许干啰音以左肺尤显，大便量少欠畅，此为病久肺气虚之故，治以强心益气、活血助化为法。

处方：生黄芪 30g，五味子 24g，全当归 9g，鸡内金 9g。

1974年2月14日六诊：上方共服5剂，后2剂因主管医生加生大黄3g，大便反秘而气短。余无所苦，舌湿薄腻，脉沉滑左兼弦，此为气虚湿停，食多积滞之故，治以温降推化为法。

处方：胡黄连9g，干姜片9g，莱菔子30g。

1974年2月21日七诊：前方服5剂，病情基本控制，平静时无自觉症状，唯急剧活动后始感气短心悸，大便量少，舌稍暗胀，苔薄腻，脉如常。此为湿邪已除而正气未复，治以敛益心肺、养血助降之法。

处方：生甘草30g，莱菔子15g，五味子10g，全当归9g。

上方连服5剂并复查心电图：心率75次/分，余无明显变化。症状缓解，一般情况良好，病情稳定，于1974年2月26日出院。

按：本例肺心病患者，入院初期虽经中西医结合常规治疗病情未见好转，后经会诊采用中药治疗而转危为安，关键所在是辨证精确与用药得当，通过审因辨证，确认证属寒湿伤脾，痰浊阻肺，久病正虚而呈本虚标实。急则治标，法以健脾宣肺、温化寒湿祛邪为主，辅以益气扶正为治。药用苍术、麻黄为主体，苍术以其辛温之气味燥湿健脾，使脾气散精上归于肺，麻黄辛温有发汗利尿、宣通肺气、通调下输之能。

许老临床实践体会：苍术、麻黄两药协同健脾宣肺而利尿除湿，辅以干姜温脾散寒以化湿，佐以党参益气扶正，药后尿量日增，肿消，咳止，当湿积速去气阴有伤而邪衰正虚之时，继以强心益气、养肝护阴诸法，药用生黄芪、附片、当归、白芍、五味子等以扶正为主，辅以胡黄连、莱菔子、鸡内金等推降助化以清除余邪，药后邪去正复，病情稳定，症状缓解出院。整个治疗过程，谨守病机，把握主证，对证用药。同时，方药简练，方小药重，力专效宏，效果卓捷，显示小方治大病、简便廉效的特点，有鲜明的独特风格。

治疗肺胀验案二则

肺胀是由于长期慢性咳喘气逆，反复发作以致引起五脏功能失调，气血津液运行敷布障碍而形成。其是以咳嗽、哮喘伴胸中胀满，痰涎壅盛，唇甲紫钳，面肢浮肿为主要表现的一种常见的难治的反复发作的病证。

肺胀属西医慢阻肺的范畴。病程长、临床症状复杂，可出现各种不同证型。有的表现为实证，有的表现为虚中夹实，但肺胀发作则多以咳、痰、喘、肿四症并见，以及气短、胸中胀满等症持续存在，治疗应根据肺、脾、肾等脏腑的虚实及气血、阴阳的盛衰具体论治。

许老通过多年的临床实践，总结了大量的实际病例，将肺胀归纳出以下八种辨证类型，并提出相应八种治法。八种辨证归类包括痰湿阻肺证，湿滞化热证，寒湿伤脾证，痰湿阻痹证，肺脾两虚证，心脾两虚、水湿不化证，脾肾阳虚证，阴虚肺燥证。八种治法即燥湿化痰法，推降痰浊法，温化痰湿法，宣肺化痰法，健脾益肺、温化痰湿法，补益心脾、温化水湿法，健脾益肾、温阳化水法，滋阴润肺法。八种辨证归类，其证候可以单独出现，也可参差互见，治疗时要抓住疾病各阶段的主要矛盾，确定治疗方案，既掌握其原则性，又具有一定灵活性。

本文就其中两种常见证型进行举例加以论述。

病案 1

关某，男，62 岁，河北某县农民。初诊日期 1990 年 12 月 18 日。

现病史：患者慢性咳喘史 30 余年，两个月前受凉后咳喘加重。现症：咳嗽痰多，色白黏稠，胸闷喘憋，动则喘息气急，心悸气短加重，夜间不能平卧，腹胀便溏，尿少浮肿。虽屡经中西医治疗，但病情未见好转，遂来我院求治。

诊查：慢性喘息状态，呼吸困难，面色晦暗，双侧球结膜水肿，唇甲紫绀，颈静脉怒张，胸廓呈桶状，肋间隙增宽，两肺呼吸音粗，散在干鸣音，两肺底可闻及湿啰音，腹部稍膨隆，肝于肋缘下 4cm 处可及，双下肢呈凹陷性水肿。舌质紫暗，有瘀斑，舌苔满白薄腻，脉沉细滑弦略数。

辨证：寒湿伤脾，痰浊阻肺，久病正虚。

治法：健脾宣肺，温化寒湿，扶正祛邪。

处方：苍术 12g，麻黄 2g，莱菔子 30g，桔梗 10g，泽泻 30g，葶苈子 30g（包），茯苓 10g，干姜 30g，丹参 30g。

1990 年 12 月 25 日二诊：服药 7 剂后咳嗽明显减轻，咳痰减少，喘憋浮肿亦减轻，夜间睡眠较前平稳，便软不成形，每日 2～3 次，脉细弦滑略数，舌质暗紫，舌苔薄白腻，仍拟前法加减。

处方：苍术 12g，麻黄 2g，莱菔子 30g，桔梗 10g，泽泻 30g，葶苈子 30g（包），党参 30g，茯苓 10g，车前子 15g（包），干姜 15g，丹参 30g。

1991 年 1 月 10 日三诊：药后咳嗽、喘憋及心悸气短等症均大大减轻，浮肿完全消退，夜间可平卧入睡，胃纳较前佳，便不软，每日一行。脉细弦滑，舌质暗紫，苔薄白，治宜温阳健脾，温化湿滞。

处方：党参 30g，茯苓 10g，莱菔子 30g，苍术 10g，桔梗 10g，车前子 15g（包），丹参 30g，干姜 15g，泽泻 30g。

1991 年 1 月 24 日四诊：病情基本控制，平静时无任何自觉症状，除轻度咳嗽之外，唯急剧活动后方感心悸气短。食纳、二便正常，舌稍紫暗，苔薄白，脉细弦滑，此乃湿邪已除而正气未复。治以益气健脾、养血助降之法，维持治疗。

处方：甘草 30g，五味子 21g，丹参 30g，茯苓 10g，莱菔子 15g，当归 10g，苍术 10g，诃子肉 10g，干姜 10g。

病案 2

李某，女，63 岁，退休工人。初诊日期 1987 年 12 月 22 日。

现病史：反复发作咳喘史 20 余年，经常咳嗽咳痰，胸闷喘憋，发作无明显季节性，常于受凉后加重。此次于四日前受凉后咳嗽加重，咳痰白黏、量多，喉中痰鸣，伴胸闷喘憋，喘息气急，不能平卧，汗出尿少，双下肢浮肿。

诊查：端坐位，呼吸困难，口唇紫绀，颈静脉怒张，两胸对称，桶状胸，肋间隙增宽。两肺偶闻干鸣音及两肺底少许湿啰音，心率 120 次 / 分，律齐，未闻及病理性杂音，腹平软，肝于肋缘下 3cm 处可触及，双下肢呈凹陷性水肿，舌暗红稍胀，苔满白薄腻，脉沉细滑弦有力。

辨证：肺失宣降，痰湿中阻，肺脾两虚。

治法：健脾宣肺，推化痰湿。

处方：苍术 12g，麻黄 2g，莱菔子 30g，桔梗 10g，前胡 15g，葶苈子 30g（包），泽泻 30g，茯苓 15g，胡黄连 10g。

二诊：药服 5 剂之后，咳嗽喘憋明显减轻，咳痰减少且较前易咳出，可平卧入睡，浮肿尚未全消退。脉沉细弦滑，舌质暗胖，苔薄白腻。拟前法加减。

处方：苍术 12g，麻黄 2g，莱菔子 30g，桔梗 10g，前胡 15g，葶苈子 30g（包），泽泻 30g，茯苓 15g，车前子 10g（包）。

三诊：服药 7 剂后，咳喘止，浮肿消退，但活动后仍觉气短汗出，乃脾肺气虚、卫表不固所致。拟健脾益肺，用化痰湿法维持治疗。

处方：苍术 10g，茯苓 10g，五味子 10g，桔梗 10g，前胡 15g，莱菔子 30g，干姜 6g，甘草 15g，丹参 15g。

按：本案两例患者均已年过六旬，久患咳喘，虽屡经中西医诊治，效果并不理想，后经许老治疗，而迅速好转，其关键是辨证准确与用药得当。通过审因辨证，确认证属寒湿伤脾，痰浊阻肺，久病正虚而呈本虚标实。急则治标，治以宣肺健脾、推化痰湿祛邪为主，辅以益气扶正为治。药用苍术、麻黄为主体，苍术以其辛温之气味燥湿健脾，使脾气散精上归于肺，麻黄辛温有发汗利尿、宣通肺气、通调下输之能。许老临床实践体会：苍术、麻黄两药等量使用，临证常见有发大汗之作用，苍术倍于麻黄则发小汗，苍术三倍于麻黄常用于尿量增多，有较强的利尿作用，苍术四倍、五倍于麻黄虽无明显之汗、利作用，但湿邪能自化。本案两例基于上述原理，两药协同健脾宣肺而利尿除湿，辅以干姜温脾散寒化湿；党参、茯苓益气扶正；桔梗、前胡、莱菔子、葶苈子、泽泻、车前子化痰利水，推化痰湿，药后肿消咳喘止，邪去正复。整个治疗过程，把握主证，对证用药，效果卓捷，体现了许老诊病用药一贯的独特风格。

温中化湿法治愈食管憩室一例

李某，男，51岁。初诊日期1987年9月5日。

现病史：患者胸脘不舒一年余，食后时有疼痛、气胀、呃逆、发噎、呕吐等症状。经某医院造影诊为食管憩室、胃下垂，经服多种中西药物未见好转。症状逐渐加重，食纳少，口不渴，气短，全身无力，大便溏。

诊查：言语声低，面容苍黄消瘦，舌暗淡，苔白满腻欠津，脉细弦滑，沉取寸关有力。

辨证：脾胃虚寒，肝郁气滞，胃失和降。

治法：温脾益气，疏肝和胃，化湿降浊。

处方：干姜30g，生甘草30g，白芷15g，炒吴茱萸6g，清半夏15g。

二诊：药服3剂，自觉食后胸脘不舒较前好转，食纳有增，仍有呃逆、气短、乏力、心悸等不舒之感。舌苔退薄，脉则未变。方药尚属对证，因病久体弱，疗效势难速显，再依上法化裁。

处方：干姜30g，生甘草30g，清半夏15g，白芷15g，乌梅15g。

三诊：上药连服12剂，形证较前明显减轻，食纳有增，呃逆、发噎已明显好转，仍有轻度气短、乏力等证。上方继服7剂。患者自觉病情痊愈，故心情欢快，又做复查，结果胃下垂好转、憩室未见。许老叮嘱患者将此方制成丸药继服，每天饭前开水冲服一匙，以便巩固，恢复体力。

半年后接到患者来信云，服完上药后症状完全消除，食量大增，面容丰满，体重增加，一直全天工作。

按：本例是胃下垂伴食管憩室，根据本病四诊表现，患者素有饮食不节、嗜生冷或暴饮暴食等行为，损伤脾胃，湿蕴成积，致使脾胃长期不健。舌暗淡，说明中虚已久；食纳少，苔白腻，也证明胃亦虚寒；舌欠津不渴又属湿浊中阻，应知湿浊之蕴并非一日所积，长久无力运化则气阴即无从充补；脉细弦滑，属于久虚之象；结合脉象寸关沉取有力，则湿邪又只限于中上二焦。脾肺亏虚，气化无权，中气下陷，就成为胃下垂及食管憩室发生直接原因。胃下垂属器质性病变，因消瘦身躯的韧带松弛，憩室则是浆膜黏膜下积湿水肿所致之局部膨隆。许老用湿中健脾化湿之法，方中辛味干姜、甘味生甘草，达到辛甘化阳和补中益气的作用，清半夏和白芷宣散胃中湿浊兼能和胃，炒吴茱萸温中下二焦，共同达到湿去肿消、憩室即行消失之目的。

参附汤治愈腰痛一例

梁某，女，28岁。

现病史：患者素有腰痛病史，近因怀孕早产，胎儿未得成活，母体亦衰弱过甚，腰痛加重。经住某医院，查尿蛋白（+++），诊断为慢性肾炎，经多种西药治疗，兼服中药，尿蛋白（++）。出院后，仍服中药4个月后腰痛仍未见好转，患者慕名来医院请许老诊治。来诊时患者精神、体力均很差，面色苍白，腰痛行走困难，伴有乏力，气短，口渴不欲多饮，食纳一般，大便日一行，溲清频频。

诊查：舌质淡欲光，脉沉细滑。

辨证：肾气虚寒。

治法：温肾益气。

处方：乌附片15g（先煎20分钟），野党参30g。

二诊：上方连服10剂，自感腰痛明显减轻，乏力、气短均有好转，上方有效，仍嘱继服。

三诊：守方继服两月余，乏力、气短、腰痛均除，能做一般家务工作，查尿蛋白呈阴性。嘱患者病已痊愈，应即停药自养。

四诊：本次来诊，只因月经两个月未行，腰痛未发，无任何不适，经查尿妊娠反应阳性，许老叮嘱患者，仍宜继服前方，以固肾安胎。

按：本例腰痛，属于中医腰痛范围，患者原有腰痛病史，加之早产，产后气血必然亏虚，故致腰痛加甚，不能活动，乃脾肾阳气大伤，故屡经治疗无效。许老采用参附汤直接扶脾肾之阳气，所以药仅二味，共服三个月，将多年痼疾彻底治愈。

温中导降祛邪通络治愈湿痹一例

梁某，男，39 岁。初诊日期 1973 年 7 月 19 日。

现病史：患者手麻，腰部板硬已四年余，左右转侧困难，失去工作能力，屡经多个医院中药、针灸、推拿、理疗等各种治法，症状不减反而病情日益加重，双脚大指和次指甲塌瘪不起，食纳不香，大便溏，溲黄，口不渴。

诊查：舌体胀，质暗尖红，苔满腻厚，脉弦滑数有力。

辨证：寒湿阻滞。

治法：祛邪导滞，宣痹通络。

处方：胡黄连 12g，当归 15g，白芥子 15g，莱菔子 15g，川乌 10g（先煎 20 分钟）。

二诊：服上药 3 剂后，大便未泻，食量增多，腰板硬稍有松动，而舌脉如前，乃湿滞尤甚，药力轻而不能达邪外出，故此再加重祛导之力。

处方：胡黄连 15g，木防己 18g，白芥子 15g，莱菔子 15g，当归 15g，川乌 12g（先煎 20 分钟）。

三诊：服上药 3 剂，大便得泻仍不爽，舌苔仍腻中根厚，脉滑弦，乃是湿滞积久黏着、不易即去之象，邪不去气血尤为壅塞，如不急予疏散阻络之邪，气血终难通调，治以增加温中之药。

处方：胡黄连 15g，干姜 15g，木防己 18g，白芥子 15g，当归 15g，白芷 6g。

四诊：服药 3 剂，大便得泻，手有蚁行之感，腰逐渐能转侧，腰部板硬有明显见轻，食纳可，尿量增多，舌暗胀，苔腻湿呈水样，脉弦滑。因湿邪久居脾胃，虽经化导祛邪，湿积已去但并未全除，故舌苔腻湿呈水样，舌暗胀尚存，脉以滑为主，证明湿邪仍存，上方继服 5 剂。

五诊：患者来诊，精神焕发，面带笑容。据云，上方服 5 剂，大便反而成形，手麻、腰板硬逐渐消除，双脚指甲塌瘪而基本复平，体力大增，恢复正常工作。

按：本例虽以手麻、腰部板硬为突出症状，而脾胃被湿浊困阻之纳差、大便不爽亦明显存在。此次论治，许老除依据舌脉之形象外，主要先从调畅脾胃入手，推荡肠胃之湿浊。故服药后食纳有明显改善，实则是对舌胀之湿邪困脾做重点之祛逐。前一方胡黄连用量不足，难以推荡湿邪以致舌脉未变。后几方许老毅然加大化降之胡黄连的剂量，并加入祛湿通络之木防己，白芷宣散阳明久郁之湿邪，干姜温中健脾化湿，寒邪必温则化。后寒湿明显祛除，症状大有见轻，实际为胡黄连增加了化降之作用，使脾胃功能复健。

治疗半身不遂一例

李某，男，48岁。

现病史：1981年因脑血栓、半身不遂住我院。右侧半身瘫痪，行动不利，不能言，未经医生诊治自服安宫牛黄丸，使病情急剧加重。上述表现未除又添腹胀如鼓，不能排气，大便不下，血压不稳定，病情危急。当时寒热难辨，难以投药，急请许老会诊。

辨证：寒湿中阻。

治法：温化寒湿。

处方：乌附片18g，干姜30g，莱菔子30g。

用药1剂后，腹胀即消，2剂后大便下，能排气，能进食。

许老在分析病例时讲：患者虽然血压不稳，但这仅是虚寒湿滞之象，患者不经医生诊治，乱服中药，药虽贵重，但药不对证，致使本属虚寒之证，再服寒凉药物而使寒更甚。寒凝湿滞，阻碍中焦脾土，气机不畅，运化失司，所以产生了腹胀如鼓、不排气、大便不下等诸症。从整体观念来看，患者的半身不遂、脑血栓形成也与寒湿有关，是寒湿阻滞经络产生的症状。治疗也当遵照此法，不可滥用寒凉之药，致使病情加重。必须施用温化寒湿之法，才可化险为夷。因为患者寒湿时间较长且重,需久服中药调理治之。此后遵照许老医嘱,随时辨证用药,服药半月余,患者不仅可用语言叙述和表达,并逐渐站立行走,不久还能上班,做些管理工作。

温阳化湿法治愈石淋一例

王某，女，32 岁。初诊日期 1980 年 5 月 19 日。

现病史：患者四天前忽然右侧腰及腹部剧烈疼痛难忍，伴有尿血及吐泻，经某医院拍片及 B 超检查，诊为输尿管结石，患者胃脘发凉时间已久，食纳一般，二便正常，素嗜暴饮寒凉。有胃下垂史。

诊查：形体消瘦，舌净质淡，脉右少弦左沉缓息。

辨证：寒湿下结。

治法：温阳化湿排石。

处方：乌附片 30g（先煎 30 分钟），生芪 20g，炒吴萸 10g，干姜 15g，鸡内金 10g。

二诊：服上药 3 剂，排出多面棱角结石一块，后腰腹疼痛缓解，左腰及少腹部仅隐隐作痛，再继服上方 3 剂以善后。6 月 22 日经某医院复查 B 超未见异常，输尿管结石已消失。

按：此例属于中医石淋范围，病因多由过食肥甘厚味，嗜凉饮冷引起湿热下结，郁久易形成结石，即阻塞尿路。本例患者追溯既往，家境贫寒，营养不良，饮食不节，暴饮寒凉，寒湿成积，瘀结成石，是湿浊下结，形成过程与湿邪化热不同。

本例许老治疗采取益气温阳化湿法，方中生芪补益正气，助推动砂石，乌附片温肾阳，干姜温脾阳，炒吴萸温少腹，鸡内金有软化作用，共同达到温阳化湿排石之目的。

治疗尿血验案一例

魏某，男，16岁，中学生。1986年11月17日来诊。

患者肉眼血尿，呈暗红色或深褐色。缘于不慎坠入坑中，左侧臀部着于坑沿，迄今病已两个月。曾经某院泌尿外科检查，红细胞满视野，双肾未及，亦无叩痛，肾B超检查双肾未见明显异常。经各方治疗，病无丝毫起色，因来就诊。

患者除血尿外，别无不适，形体消瘦，脾气素弱。查舌绛少苔，脉象滑数。此脾虚在先为本，血热在后为标，摔伤扰动血络，血溢脉外，以致瘀血未散而新血不安使然。治以补中益阴、泻热凉血、止血散瘀之法。

处方：甘草15g，阿胶珠12g，紫草10g，紫花地丁15g，炒蒲黄10g，血余炭12g。水煎服。

上方连服35剂，至1986年12月22日血尿止，化验复查，一切正常，病即痊愈。

推化湿浊法治疗口疮

病案 1

谢某，男，40 岁。初诊日期 1987 年 4 月 12 日。

现病史：患口腔溃疡八年，经常口腔黏膜及舌面多处溃烂，伴有全身困倦，身重。近月来口疮加重，连续不已，经服多种中西药无效，口不渴，素嗜生冷茶酒，大便日一行不爽。

诊查：口内溃烂多块，口疮面偏白湿，影响进食，舌体胀，苔中根厚腻湿，脉沉滑。

辨证：寒湿伤脾，积湿滞肠。

治法：健脾化湿，推降积滞。

处方：苍术 12g，麻黄 6g，胡连 12g，泽泻 15g，当归 10g，生甘草 30g，蒲公英 15g。

二诊：服上药 7 剂后，口疮明显消退，进食自如，大便泻黏腻物量多，舌根部仍厚腻，脉滑稍弦。上方继服 7 剂。后经追访，口疮完全愈合，三年来仅因感冒来诊，口疮未复发。

病案 2

春某，女，35 岁。初诊日期 1987 年 11 月 20 日。

现病史：患口疮已十余年，口腔溃烂反复发作，此伏彼起，终年不断，影响进食，口渴思饮，素嗜茶饮，大便干，尿浑色黄。

诊查：口内有溃烂多处，影响进食和说话，溃疡面白腐，边红，舌质红，舌苔满腻中根厚，脉沉滑。

辨证：湿热蕴结，热重湿轻。

治法：推化湿热。

处方：胡黄连 12g，莱菔子 15g，蒲公英 30g，甘草 15g，当归 15g，泽泻 30g，苍术 12g，麻黄 6g。

二诊：药服 6 剂，大便得泻，口疮明显消退，能进食，发热口渴诸症均减轻，舌苔较前薄，仍湿腻，脉弦滑左滞。化湿导滞为主以善其后。

处方：胡黄连 12g，苍术 12g，麻黄 6g，泽泻 30g，蒲公英 15g，当归 10g，生甘草 15g。

三诊：服上药 7 剂，口疮基本消退，口渴热除，舌苔薄腻，脉细滑。继服分清止淋丸 5 袋，早晚各服 1/3 袋，日二次。后经追访二年来口疮未发作。

按：许老在七十余年的临床实践中，治疗了大量的顽固性、复发性口腔溃疡。他通过临床切实观察到，患口腔溃疡的患者大部分均有不同程度的消化功能异常。追其原因，常见有素嗜茶酒或暴饮暴食生冷及嗜食辛辣葱蒜等，久而久之，伤及脾胃运化功能，影响肺的宣发肃降，致水道不通，津液不布。即使水液潴留于黏膜之下，造成黏膜水肿，加之说话与牙齿的摩擦，导致口腔黏膜破裂，而形成口疮。同时患者不戒辛辣、暴饮暴食、茶酒生冷之嗜好，使水肿加重，造成口疮反复发作或长期不愈。

许老治疗口疮，不但重视局部辨证，关注口疮面的"红"与"白"、湿与腐，还重视全身症状，如舌脉变化、偏嗜等结合来辨证。治疗上许老采用利水消肿为大法。方中苍术健脾燥湿，麻黄宣肺，一宣一散，共同达到通调水道的作用；泽泻利水以消除黏膜之水肿，蒲公英清热解毒，清血分之湿热；胡黄连推荡肠胃之湿浊；辅当归、甘草为缓解胡黄连引发之腹痛，又能补中、扶人之正气。待肿消水去，口疮即行愈合，嘱患者再戒偏嗜之习，方能根除。

温阳化痰法医案

病案 1

张某，男，55 岁。

患者久患慢支，肺气肿嗜水饮多。素痰盛，喉间响如拽锯，纳少，大便频坠，身形消瘦，有结核病史，舌暗瘦湿，质少红，脉细滑弦略数。

处方：干姜 30g，生甘草 60g，白芥子 24g。

服 7 剂诸症减轻，连续服用半年，逐渐痊愈。

按：许老认为心力源于脾，心气减弱或不足导致的胸闷、心悸，只要舌淡红、脉细微或见动即需温振心阳。

病案 2

刘某，女，60 岁。

患者 1973 年突发晕厥，气短神疲，周身浮肿，尤以脘腹痞硬不得坐卧为苦，不思纳，强食则呕出。舌淡暗，苔湿薄腻，脉细滑沉伏不起。

处方：乌附片 15g，干姜 30g，生甘草 30g，生薏苡仁 12g。

服上方月余症状好转，前方加麻黄 3g，进服 3 剂浮肿全消。

按：许老的方小量大，敢守方，也给我们在心血管治疗上以新的思考。

其　他

病案 1

刘某，女，8 岁，就诊日期 1978 年 2 月 13 日。

心动过速，嗜冷饮，关节痛，便时秘时急，日二行，低热，尿热，纳差，舌光根腻，下唇红肿，脉细弦动数。

心肌炎。

蒲公英 15g，五味子 18g，生甘草 30g。

病案 2

白某，女，64 岁，就诊日期 1970 年 9 月 24 日。

胸憋、心悸四五年，便二行，素嗜茶，食少，舌净，脉弦大。

姜黄 9g，防己 30g，生薏苡仁 30g，当归尾 15g。

病案 3

焦某，男，53 岁，就诊日期 1979 年 9 月 25 日。

食后呕吐水食，素嗜酒，便二行，溲黄，食少，舌嫩红苔湿腻厚，脉沉缓左滞。

证酒膈，立法温降。

炒吴茱萸 18g，大腹皮 12g，干姜 45g，白芥子 30g，当归 24g。

附 录

北京市中医管理局举行许公岩等三位教授
行医五十年纪念会

1992年1月22日北京市中医管理局在人民大会堂为北京中医医院关幼波、许公岩、王为兰教授举行行医五十年纪念会。中顾委常委李德生、全国政协副主席王光英、参谋长迟浩田、北京市顾委主任王宪、市政协主席白介夫、市政协副主席甘英、北京市常务副市长张百发、北京市副市长何鲁丽、全国工商联副主席黄凉尘、国家中医药管理局副局长朱杰、市卫生局局长刘俊田等领导同志到会祝贺，出席大会的还有医学界同仁及众弟子，文化、艺术、教育、新闻等各界知名人士，以及海内外来宾共400人。

关幼波、许公岩、王为兰教授是全国著名老中医。在五十多年的医学生涯中，以其精湛的医术、高尚的医德、严谨的治学态度和孜孜不倦的钻研精神称颂于医林，并深受广大患者爱戴。三位老教授为使中医学后继有人，认真授课，精心带徒，培养了一批中医人才，已是桃李满天下。会上北京市中医管理局赠送了荣誉证书，各界人士献出花束和花篮，送上了热情洋溢的贺词，众弟子表示了要努力向老师学习，弘扬中医学术的决心。

何鲁丽副市长代表市政府向三位老教授表示热烈祝贺，感谢三位老教授为发展中医事业解除患者痛苦，增进人民健康所做的贡献。三位老教授回顾自己行医半个多世纪的历程，激动地说：没有共产党，就没有中医事业的今天，也就没有我们的今天，我们所做的一切都是党培养的结果，感谢党和国家给予我们这么高的荣誉；我们做的还很不够，今后要老骥伏枥，为人民继续做出新贡献！

纪念会后，北京中医医院组织了关幼波、许公岩、王为兰教授学术思想研讨会。

甲子记忆：我的爷爷许公岩

作者：焦歌

首发于 2012 年 8 月 15 日《北京晚报》

我的爷爷许公岩，1994 年 6 月去世，是我国著名的中医专家、教授，也是第一批国家级名老中医。1956 年，组建北京中医医院时，他是最早进入的几位专家之一，见长内科、妇科、儿科，疑难杂症。在呼吸系统疾病的研究与治疗方面，他有着独到见解，并自成体系，同道称他为"医林怪杰"。

爷爷出生于书香门第，自幼好学。青年时期他在河南开封老家担任图书管理员时，认真钻研、博览医书，并刻苦自学了《本草纲目》《金匮要略》《伤寒论》。爷爷自学成才，不到 20 岁就获得了行医资格，开始辗转于河南各地为百姓诊疗。

在长期的临床实践中，为了让百姓看病少花钱，爷爷辨证施治，审症求因，总结出了一套自己的医学思想——"方不在大而在其效，药不在贵而在其精"，还有四字方针"简、便、廉、效"，即药方简单，服用方便，价格低廉，效果明显。上述两句和四字方针就是爷爷许公岩为人民服务的真谛。

20 世纪 80 年代的一天，急诊室突然来了一位 7 岁的孩子，高热不退，跑了多家医院都无济于事。病情危急，爷爷知道后，马上进行施治。十几分钟后，开出了一个只有几味药、划价只有六分钱的方子。这让大家感觉不可思议。几天后，孩子热退了，病也好了。顿时，"六分钱治大病"的故事，在医院和民间传播开来。

说到爷爷的神奇还有几件令人难忘的事。八路军老战士魏新民同志曾因肺癌在某大医院手术治疗。他术后身体虚弱，咳痰不止，喘息困难。这家大医院的大夫怎么也控制不住多痰。我给爷爷讲了这件事，询问是不是可以去医院病房给魏爷爷看一看，爷爷说："可以。"当时，爷爷已经年逾九旬。魏新民家人看到他来探诊又惊又喜。爷爷一边给患者把脉，一边向患者询问病情，随后开了方子。魏新民爷爷照着爷爷开的方子，吃了两个疗程后，没痰了，这让这家医院的专家们惊叹不已。

吴克华中将是我军的高级将领，曾担任过多个大军区司令员，他与我的爷爷有着深厚的友谊。当年，吴克华将军患有严重的脉管炎，在某大医院住院，西医疗法是要锯掉吴克华的腿。然而，爷爷看完吴克华的病情，则坚持用中医疗法保守治疗。按照爷爷的治疗方法，吴克华将军的腿奇迹般地恢复了正常行走功能。20世纪90年代的一天，我遇见吴克华将军的女儿吴布生阿姨，她深有感触地对我说："你爷爷用中医疗法保住了我父亲的腿，我们一家人都很难忘，都非常感谢。"

在爷爷七十余年的行医生涯中，他谦虚谨慎，虚怀若谷，急患者所急。与国际友人，各界人士建立起了深厚的情谊，受到大家的一致敬重。1992年，在爷爷行医70年之际，由于各级领导的重视，在人民大会堂为爷爷和其他两位行医50年的老专家举行了纪念活动，并举行了拜师会。

在医事活动中，爷爷可不仅仅给高级领导们看病，对普通百姓更是挂在心上。

爷爷1948年进京工作，此前一直在我们河南老家开封行医。名医如名相，爷爷声名远扬，全国各地的患者都慕名而来，请求爷爷救治。爷爷乐善好施，碰到困难患者，不仅看病，而且免费送药。

有一年河南闹瘟疫，爷爷就用自己行医的诊费买来草药，组织全家人把药包成一包一包地向市民发放，或者在家门口放一张大桌子，把煎好的汤药赠给路人。

还有一年河南闹饥荒，尸横遍野，饥民成群。爷爷看到这种情况，心中十分不安，就把每日自己行医所得，还有平日的结余都拿了出来，带领全家人蒸馍（馒头）。每天临近黄昏时，爷爷就让孩子们抬一张大桌子放在家门口，把盛馍的箩筐放在桌子上，爷爷亲自向饥民发放蒸馍。顿时，家门口领馒头的饥民排起了一条长龙。

我和爷爷感情很深，有时候爷爷去哪儿，我就跟到哪儿；有时候爷爷想去哪儿，我就陪爷爷去哪儿。爷爷还对经常登门拜访的朋友说："焦歌是俺家外交家哩……"

也许与爷爷是奇缘，1994年6月17日晚8时许，我正在东直门办事。心中突然出现一种烦乱的感觉。"不行，得去医院看爷爷。"到了医院，爷爷看到我来了，非常高兴。记得爷爷那天晚上咳得厉害。我坐在靠近病床的椅子上，俯身听爷爷讲话，不知不觉中两个小时过去了，我拉着爷爷的手，爷爷向我微笑着，为了不打扰爷爷休息，我站起身准备离开病房，爷爷出乎寻常地抬起了右臂，微笑着向我摆着手。当我透过玻璃窗再次把目光投向病房，爷爷还朝我摆着手，好像在说："你要努力，永别了……"6月18日上午，爷爷因病医治无效，永远离开了大家。

　　1994年6月29日上午，爷爷的遗体告别仪式在八宝山大礼堂隆重举行。各界人士云集在此，送别他们的许公岩医生。哀乐即将响起，天空阴云密布，雨随着哀乐的节奏下了起来。此时，大地在颤抖，天公在抽泣，雨漱漱地下着，潮湿了每一个人的心。哀乐停了，雨也戛然而止。后来，一个朋友对我说："老爷子把天都感动了。"

参考文献

［1］骆永玲.我局举行关幼波、许公岩、王为兰教授行医五十年纪念会［J］.北京中医杂志，1992，2：15.

［2］许公岩.痰湿每为祟 苍麻乃良方［J］.中国社区医师，2002（23）：35.

［3］戴金素.许公岩教授治疗肺胀验案二则［J］.中医函授通讯，1993（6）：22-24.

［4］戴金素.许公岩运用推化痰湿法治疗慢性气管炎经验［J］.中医临床与保健，1992（2）：30-31.

［5］戴金素，佟秀民.许公岩治疗复发性口腔溃疡40例小结［J］.北京中医，1992（2）：3-4.

［6］许公岩.颜面神经麻痹的辨证论治［J］.北京中医，1984（1）：8-9.

［7］许公岩.尿血验案一例［J］.北京中医，1988（2）：51.

［8］许公岩.中医对几种老年多发病的认识［J］.北京中医，1982（3）：9-10.